「いい人」をやめて
幸せに働く

ムリをしない
自分流の
働き方

江守和代［著］

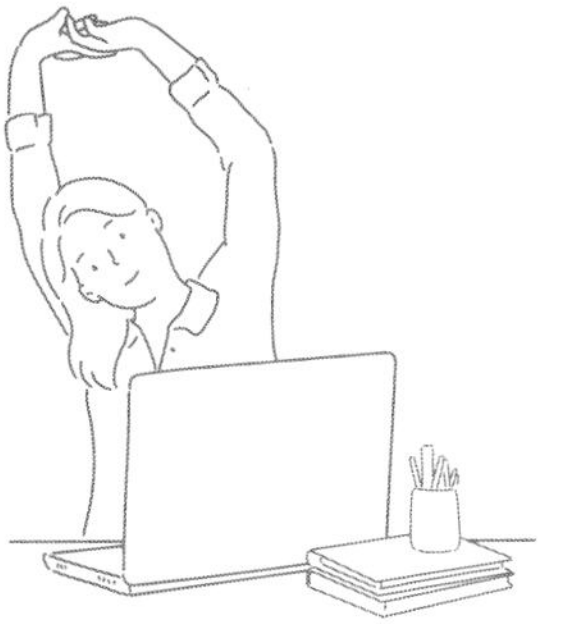

マネジメント社

はじめに――「月曜日が待ち遠しくなる働き方」をしよう

数ある書籍の中からこの本を手に取っていただき、ありがとうございます。

いま、あなたがこの本を手に取っているということは、もしかすると、職場の人間関係に悩んでいるのではありませんか？　それとも、会社を辞めて、やりたいことを仕事にしたいと思っているけれど、その一歩が踏み出せずに憂鬱な毎日を送っているのではありませんか？

本書は、「職場に苦手な人がいて、会社にいくのが憂鬱だ」「次の転職では絶対に失敗したくない」「やりがいをもって毎日楽しく働きたい」「毎日満員電車に揺られて決まった時間に会社に行くのではなく、もっと自由に働いてみたい」――こんな思いを抱いている方々のための本です。

では、「月曜日が待ち遠しくなる働き方」って、どんな働き方でしょう？

世の中には、「好きな時間に、好きな場所で、好きなこと」を仕事にしている人がいます。私の周りにも、そんな自由で幸せな働き方をしている人がたくさんいて、曜日に関係なく、好きな時間にお客様と会って仕事をしています。一定期間に集中して仕事をすることもあれば、しばらく休みを取って家族と旅行に出かけたり、自分の時間をのんびりと過ごしたりしています。自分のオフィスを持っている人もいれば、自宅や近くのカフェで仕事をしている人もいます。仕事の内容も、カウンセラーや経営コンサルタント、クリエイターなど様々です。

その人たちに共通しているのは、「みんな自分の得意なことや好きなことを生かして働いている」ということです。

「そんなことを言われても、会社員だとそんな働き方は無理なんですけど…」という声が聞こえてきそうです。でも、会社に勤めながら、「得意なことや好きなことを生かした働き方」をしている人もいます。

そんな人たちを見ていて感じることがあります。みんな、時間を忘れたかのように仕事に没頭しているのです。好きな仕事に集中しているときは勤務時間も短く感じられるものです。一週間が経つのもあっという間です。

そして、そんな人たちは、働く仲間にも恵まれて、家族や親しい友人といるときのように、働く仲間たちと充実した時間を一緒に過ごしています。あなたにも、過去にはそんな時間があったかもしれません。

「それなら転職をして働く場所を変えれば、不満は解消されるんじゃないの？」と思うかもしれません。でも残念ながら、現実には今の不満を解消するために転職しても、幸せに働けるわけではありません。その証拠に、「今よりも良い会社」に転職しても、その後、多くの人が転職を繰り返しています。**「今よりも良い会社」に転職することだけが幸せに働くためのゴールではありません。**

私は２００６年から２０１８年まで、株式会社リクルートキャリアで12年間、キャリア・アドバイザー職をしていました。第二新卒の方から40代の方まで、12年間で述べ１万人の転職活動を支援してきました。職種も、システムエンジニアや技術系エンジニア、医療系の専門職の方や一般事務職の方、経理、人事、総務、経営企画、商品企画、事業企画、マーケティング、営業、コンサルタント、公務員や学校の先生など様々です。

1万人の転職活動をお手伝いさせていただいているなかで気づいたことがあります。それは、「**転職することですべてが解決することはない**」ということです。そして、転職に成功する人と失敗する人には明らかな違いがあるということです。

その違いとはどこにあるのでしょうか？

学歴や資格の有無でしょうか？

いいえ、決してそうではありません。そこにはある共通点がありました。

それは、「**職場の人間関係」が良好であるかどうかということと「会社選び、仕事選びの軸」をどこに置いているか**、ということです。


厚生労働省「平成30年上半期雇用動向調査結果の概況」によると、前職を辞めた理由は、「その他の理由（出向等を含む）」、「定年、契約期間の満了」を除き、「労働時間、休日等の労働条件が悪かった」「給与等収入が少なかった」「職場の人間関係が好ましくなかった」が上位にあがっています。

私がキャリア・アドバイザーとして求職者と面談した際の転職理由とほぼ合致していま

す。給与等を含めて現在の労働条件を改善したい人と、職場の人間関係に悩んで転職を決意する人が圧倒的多数を占めていました。

ただ、給与条件や労働時間、休日などの条件が希望にかなう会社に転職しても、またすぐに短期間で辞めてしまう人が大勢いました。それは、**その人にとっての「会社選び、仕事選びの軸」が曖昧で、「どんな仕事や働き方が自分にとって幸せなのかをしっかりと考えたことがない」人が多いからです。**

あなたが大切にしていることは、きれいなオフィスで働くことですか？　大きい会社に入ることですか？　やりたい仕事ができることですか？　それが「会社選び、仕事選びの軸」です。

会社や仕事を選ぶ軸は人それぞれです。ただ、何を重視すれば、あなたが本当に幸せに働けるのかがわかっていないと、また不満な毎日を過ごすことになってしまいます。

私は**「幸せに働くことは、転職だけでは実現しない」**ということを感じるようになり、2018年の春に独立し、「職場の人間関係に悩んでいる人」や「やりたいことを仕事にしたい人」向けにカウンセラーとして活動しています。1年間でセミナーや個人カウンセリングを通じて300人以上の方々の相談に乗ってきました。

相談者に共通しているのが、「セルフイメージ（自分で自分のことをどう思っているか）の低さ」です。

「頑張っているのに評価されない」「長年勤めているにも関わらず、会社に馴染めず居心地が悪い」などという方は、真面目で頑張り屋さんがほとんどです。にもかかわらず、職場で長年苦しい思いを抱えています。

それはなぜでしょうか？

そんな方は自分を苦しめている原因を知り、セルフイメージを改善していく必要があります。

自分自身を苦しめるようになった原因は人それぞれですが、その背後には、人間関係がうまくいかないようになった「考え方のクセ」があります。その考え方のクセを突き止めて、「うまくいく考え方」に変えていくだけで、職場の人間関係が劇的に好転していきます。

本書では**「職場の人間関係が上手くいくようになるコツ」**と「あなたが幸せになれる会

社選び、仕事選びの軸」についてお伝えしていきます。それは、転職してもしなくても、「どこにいても誰といても幸せに働ける方法」です。

一緒に働く人たちと良好な関係が築けるようになれば、誰と一緒であっても幸せに働けるようになります。そして、あなたが仕事を選ぶうえで大切にしていることがわかれば、どこにいても「私はこれでいいんだ」と納得して働くことができるようになります。

あなた自身がそんな自分に変わることができれば、働く場所や環境を変えなくても、幸せに働けるようになります。

本書の構成について簡単に説明しておきましょう。

第1章〈良い会社に入れば幸せになれる時代は終わった〉では、今の労働環境や、これからは個人が得意なことや、やりたいことを仕事にしていく時代がきていることをお話しします。

第2章〈あなたが会社を辞めたいと思う理由は何ですか?〉では、12年間で述べ1万人の転職活動を支援して気づいた、多くの人が仕事を辞めたくなる理由をお伝えします。

第3章〈「どこでも誰とでも幸せに働く」ための7つの思考法〉では、職場の人間関係がうまくいく人といかない人の違い、職場の人間関係がうまくいくとどんな良いことがあるのかを知っていただきたいと思います。

第4章〈誰でも一瞬で人間関係が好転する3ステップ〉では、私がカウンセリングで行っているセルフイメージを書き換える方法についてお伝えしていきます。ワークシートを使って、あなたの職場の人間関係を好転させていきましょう。

第5章〈「幸せな働き方」を実現する方程式〉では、何を基準に会社や仕事を選んでいくとよいのか、あなたにとっての「幸せな働き方」とは何なのか、一緒に考えていきたいと思います。

そして、第6章では、4つのケーススタディから「幸せな働き方を見つけた人たち」の取り組みを通して、本書のテーマを再確認します。

「人生100年時代」といわれるようになりました。これからは定年を70歳まで引き上げようと検討する会社も増えてくることでしょう。そうなると、私たちが働く時間もまだまだ伸びていきます。それだけに、働く時間が充実していれば、人生そのものも満たされていくのではないでしょうか。

私は本書を通して、働くすべての人が「今のこの仕事でよかった」「この会社を選んで納得して働けている」という状態をつくりたいと思っています。そして、「どこでも誰とでも幸せに働ける」人間関係を手に入れてほしいと願っています。

これまでの、日曜日の夕方が憂鬱になる働き方ではなく、月曜日の朝が待ち遠しくなるような働き方を手に入れてみませんか？

もくじ◎「いい人」をやめて幸せに働く——ムリをしない自分流の働き方

第1章

良い会社に入れば幸せになれる時代は終わった

多くの人たちが安定企業を目指すわけ

２０１９年5月、日本自動車工業会（自工会）の記者会見で、豊田章男会長（トヨタ自動車社長）は「雇用を続ける企業などへのインセンティブがもう少し出てこないと、なかなか終身雇用を守っていくのは難しい局面に入ってきた」と述べました。「自動車産業は全体で15兆円の税収貢献をしている。国には納税産業ではなく、戦略産業としての視点をもってもらいたい」とも述べています。

つまり、自工会の会長としての立場から、政府に対してなんらかのインセンティブを求めているという見方もできそうです。

それにしても、日本を代表する企業のひとつである、トヨタ自動車の社長が「**終身雇用を守っていくのは難しい局面に入ってきた**」という言葉を発したところに強いインパクトがありました。この会見の1週間ほど前にも、経団連の中西宏明会長が定例記者会見の場で「**終身雇用を前提に企業運営、事業活動を考えることには限界がきている**」という趣旨を述べています。

ここにきて、日本の経済界トップの人たちが「**終身雇用の限界**」について語ることの意味はなんでしょう？ 私は少し不思議な気持ちになりました。

「今さら？」「今ごろ？」といった感覚です。

日本での終身雇用は、第二次世界大戦後の高度経済成長期に多くの企業が人手不足に陥り、人員を確保するために、企業教育を前提とした新卒一括採用や年功序列人事を伴って定着していきました。

新卒の学生を一括して採用し、新入社員研修や現場での教育を通して、数年かけて一人前に育てていきます。それは、年齢に合わせて役職や給与も上がっていくという年功序列の人事制度とともに、採用される側にも採用する側にもメリットがある仕組みでした。

私も新卒で入社したときは、名刺の受け渡しやお辞儀の仕方など、社会人としての基礎を新入社員研修で一から教えてもらいました。当時の上司から、「入社して5年は採算が合わないから、5年以上は勤めるように」と、冗談で言われたことを覚えています。

採用する企業側も、新卒という他社の色に染まっていない人材を安く雇い入れ、自社への忠誠心を育て、終身雇用という安心できる未来を保証することで、人員を確保することができました。日本人の気質にも馴染みやすいことから、その後も長くこの考え方が浸透していったのでしょう。

しかし、終身雇用は右肩上がりの経済成長と人口増加を前提とした仕組みです。戦後の高度経済成長期にはうまく機能していましたが、その後、オイルショック、バブル崩壊、平成不況、リーマンショックなどを経て、その仕組みはやがて機能しなくなってきました。

テクノロジーの進化で、柔軟に適応できる若手が求められているにも関わらず、40代、50代の熟年層の人員超過によって人件費が圧迫され、若手を採用することができない事態に陥るなど、年功序列の弊害も生まれてきました。

そして、「希望退職」という名のリストラが大手企業でも行われるようになり、「終身雇用」という仕組みも終わりを告げました。

このように「終身雇用の限界」はもうすでに何年も前から始まっているのです。

最近の会社選びの傾向はどうだろう？

株式会社マイナビが行った、「2020年卒　大学生就職意識調査」（2019年4月）によると、企業選択のポイントにおいて、01年卒からトップを譲らなかった「自分のやりたい仕事（職種）ができる会社」（35・7％、前年比2・4ポイント減）を抜いて、「安定している会社」（39・6％、前年比6・6ポイント増）がトップになったそうです。

ここへきて「安定している会社」を新卒の学生が企業選びのポイントのトップに置いているということは驚きでもあり、安定思考が根強くあることの表れでもあると感じます。

2019年現在、定年前の希望退職募集を公表した上場企業は、前年を上回っているそうです（東京商工リサーチ調査）。それでも、新卒生の安定思考にも見られるように、今の時代になっても、まだ人々は「安定している会社」を求め、日本の経済界トップの「終身雇用の限界」発言に動揺しています。

さすがに、「良い大学に入って、一流の大手企業に就職することが何よりの幸せ」、なんて思っている人は少なくなってきていると思います。

それでも、新卒で入社した会社を辞めることに罪悪感をもつ人や、就職や転職での会社選びに、親の意見を反映する人が多く見られます。

団塊の世代やそれより少し後の1970年代に新入社員として就職をした世代の親をもつ人たちにも、「終身雇用神話」のようなものが受け継がれているように思います。

個人の実力や能力で抜きん出るよりも、「和をもって尊しとなす」という考え方がどこか心地よい側面もあるのでしょう。欧米のように契約に基づく関係よりも、年配者を敬う縦社会がまだまだ馴染み深いのかもしれません。

こういった考え方が悪いと言いたいわけではありません。ただ、時代の流れ、社会構造の変化に伴い、私たちも今までどおりの「会社に依存する考え方」からは転換していく必要があるのではないでしょうか。

安定とは「環境に左右されない自分をつくる」こと

大手企業志向、正社員志向、公務員人気など、とかく安定を求める人が多いのはなぜでしょうか?

脳科学者らの見解によると、日本人が安定を好む原因のひとつに、「セロトニントランスポーター遺伝子」という遺伝子の働きがあるそうです。

「セロトニン」とは精神伝達物質のことで、精神の安定に大きな影響を与えます。多いと精神が安定し、前向きになりますが、少ないと不安になりがちです。別名「幸せホルモン」とも呼ばれています。

このセロトニンの伝達に関係する遺伝情報が書き込まれた遺伝子である、「セロトニントランスポーター遺伝子」には、ＳＳ型、ＳＬ型、ＬＬ型の３つの組み合わせがあり、「Ｓ型遺伝子」をもつ人のほうが神経質な傾向があると言われています。

つまり、ＳＳ型ほど悲観的でネガティブ思考になり、ＬＬ型になるほど楽観的でポジティブになるということです。アジア人にはＬ型遺伝子をもつ人が少なく、日本人はその割合が世界一少ないといわれています。日本人が「幸せを感じにくい」国民だとしても、仕方がないのかもしれません。

これら遺伝子による影響がすべてではないと思いますが、私たちの周りにも「安定」を好む人たちが大勢います。

転職希望者に次はどんな会社を希望するのかと聞くと、「大手企業」「公益社団法人」「大学職員」などを希望する人が多くいます。

実態はともかく、安定しているイメージが強いのでしょう。第二新卒の方などは、「もう一度公務員試験にチャレンジしたい」という方もいました。

私が転職活動の支援を担当した、20代後半の男性の事例です。

新卒で老舗の会社に入社し、現場での研修期間を終えて、総務として働いていました。

会社の業績が思わしくなく、将来に不安を感じて転職を決意されました。私が支援をしている間には転職先が決まらず、いったん現職に残るということで、転職活動は終了となりました。

その後、3年ほど経って、「また転職活動を始めたい」と連絡をもらいました。再度面談で状況を伺ったところ、2年半ほど前に前職を辞めて、大学職員として働いているそうです。

私が転職活動をお手伝いしているときから、「公益社団法人」や「大学職員」を強く希望していました。ただ、転職エージェントにはこういった求人は非常に少なく、自身で出身大学の大学職員の募集を見つけて応募し、見事、転職を果たしたそうです。

そこまではよかったのですが、いざ転職をしてみると、仕事が単調で面白みに欠けるところがあるそうです。加えて、3年で契約期間が満了になってしまうことから、あと半年ほどで辞めざるをえない状況でした。入社する時点では、契約社員から正社員への道もあると聞いていて、そこに望みをかけていましたが、残念ながらそれが叶うことはありませんでした。

30代になり、再度総務の仕事を希望し、転職活動を始めましたが、大学職員として勤務した2年半の経験が総務とは異なり、応募先の企業からは「年齢に対する経験不足」という理由で見送りが続きました。


彼にとっての「安定」は「公益社団法人」や「大学」などの比較的安定している場所で働くことだったようです。

そこで長く続けることができればよかったのでしょうが、広く雑多な仕事を任されて、専門性が身につかず、仕事にやりがいを見出すことができずに転職することになってしまいました。

こんな人を他に何人も見てきました。

「安定」とはいったい何でしょう？

多くの人々が希望するように、安定とは「潰れない会社」「歴史のある大手企業」に入ることでしょうか？

「公務員」のような解雇される可能性が低いポジションで働くことなのでしょうか？

そこで定年まで働き続けることが幸せだと感じる人もいるでしょう。でも「安定」さえしていれば幸せなのでしょうか？

「安定」と引き換えに「やりがい」や「チャレンジ」「ワクワクする仕事」を手放してもいいのですか？

それほどまでに、「安定」とは私たちを虜にする媚薬なのかもしれません。

それでも、もっと自分の能力を試してみたいという気持ちや、もっとやりがいのある仕事がしてみたい、という人もいることでしょう。

それが今の会社で異動を希望するなどして叶うのであればよいのですが、叶わない人もいるでしょう。そんなときは思い切って違う場所で働いてみるのもいいと思います。

転職をして、もしくは独立をして、失敗することもあるかもしれません。それでも、「安定」という媚薬に冒されて同じ場所から動けないでいるよりも、勇気をもってそこから出た人は、世の中は広くて自由だということに気がつくでしょう。

暖かくて安心な毛布のような存在を手放した人でなければ、手に入れることができない「ワクワクする仕事」を手にすることができるかもしれません。

一度そんな新しい世界を体験した人は、もう「安定」という世界には戻りたくないと思うはずです。

私が考える「安定」とは、「環境に左右されない自分をつくること」です。

会社のリストラや、上司からのパワハラなど、外部の環境に変化があっても、それに影響されることのない、「ブレない自分」をつくることです。

そして、自分の才能や得意なこと、やりたいことで、自分がいちばん輝ける場所を見つけることだと思います。

「安定」「安心」という守られた平坦な人生と、「安定」を捨てて広く新しい自由な世界で自分の実力を試して生きる人生、あなたは、どちらを選びますか？

条件が満たされればそれでいいの？

求職者の多くは「次の会社を最後の転職にしたい」と言います。

もう転職は繰り返したくない、という思いが強くなると、会社の安定性や給与、福利厚生などの「会社の条件」を重視するようになります。もちろん、「会社の条件」を重視することを否定はしません。条件が良いに越したことはないと思っています。

ではなぜ、「会社を条件で選んでも幸せになれない」のでしょう。

例えば、子どもが小さく、保育所に預けながら働いている女性の求職者のなかには、「勤務時間」について厳しい条件を出してくる人がいます。

「18時までにお迎えに行かなければならないので、会社は遅くとも17時までには出なければいけません。自宅から会社の最寄り駅まで乗り換えがなく、30分以内で通える範囲の会社で、正社員であることは譲れません」というような希望です。

幸いにも求人が出てくるときもありますが、希望条件で探して、紹介できる求人が一件もないこともあります。非常に落胆した様子の人や、時には怒りに震えながら帰っていく人もいます。

気持ちはわかります。でも現実的に、就業規則にある終業時間よりも早い時間に終わることを希望し、かつ正社員として雇い入れるメリットが、採用する企業側にあるでしょうか？

採用する立場になって考えてみればわかりそうなものですが、目の前の条件にとらわれてしまっているときには、それが見えなくなってしまうようです。

そんな方に、現職の会社の状況を聞いてみると、希望する「17時までの退社、自宅の最寄り駅から30分以内、正社員」という条件がすべてかなっている人が少なからずいるのです。

では、なぜ転職したいのかと聞いてみると、「他の人より早く帰ることに罪悪感があるから」「もっと責任の少ない気楽なポジションで働きたい」などと言います。

転職をしても、「他の人より早く帰る罪悪感」は変わらないと思います。むしろ、慣れない新しい環境で、罪悪感なく他の人より早く帰るのは、今より難しくなるのではないでしょうか？

そして、「正社員」であることは絶対に譲れないとしながらも、「もっと気軽なポジションで働きたい」というのは、単なる甘えのように思えてなりません。

「ここではないどこか」へ行けば、罪悪感がなくなり、気楽に働けるとでも思っているのでしょうか。

これも私が担当していた30代前半の男性の事例です。

有名大学を出たあと、長くて1年、短いところでは2、3か月の期間で転職を繰り返していました。

直近は転職活動に苦戦し、1年近く働いていない期間がありました。生活費はご家族の支援でなんとかやっていけているそうですが、彼の希望は、「とにかく年収の高い会社」でした。

応募してくる求人は、どれも年収が1千万円を超えるような難易度の高いポジションばかりでした。トータルで100社以上は応募しました。どの会社も年齢に対する社会人経験の短さと、短期間での転職歴を懸念し、書類選考で落とされました。

それにもかかわらず、自身の置かれている市場価値が理解できず、面接にすら進めない状態に不満を募らせていきました。途中、何社か内定が出ましたが、どこも年収が折り合わず、辞退しました。

最終的に内定が出た会社で、最低希望年収の500万円を上回ったことから、入社を決めました。

ところが、入社して1週間経たないうちに、入社した会社から男性がいなくなったと連絡がありました。金曜日に会社のパソコンを持って帰り、月曜日になっても出社してこないそうです。電話をしてもつながらず、心配になって私たちにも連絡をもらいました。

それから何日か経ち、やっと連絡が取れました。

希望条件がかなって入社したものの、入ってみたら思っていたより仕事の内容が難しく、自分ではやっていけないのではないかと不安になり、出社することが嫌になってしまったそうです。その後、会社から持ち帰ったパソコンを返却し、入社から1週間ほどでまた退職となってしまいました。

このように、次の会社では長く働きたいと思うあまり、給与などの条件に過剰にこだわる人がいます。高い給与がもらえれば、仕事内容にはこだわらないという人もいます。こだわりは人それぞれです。ただ、給与や勤務地、福利厚生などの条件だけが満たされていても、長続きしないことがあります。どれか1つが満たされていれば、あとは我慢できるというものでもないのです。

「自分にとって幸せになれる仕事選び、会社選びの軸」は、どれか1つの条件が満たされれば、それでいいというものではないのです。

「手に職」をつければ一生安泰？

これから先のキャリアを考えたとき、専門性や何か特別なスキルを身に付けたいと考える人がいます。

「今の会社を辞めたいけど、私にはスキルも資格もありません」といって心配する人もいます。

専門性や特別なスキルといった「手に職」を身につけたり、資格を取ることは幸せに働くうえで必要なのでしょうか？

答えは「ＹＥＳ」でもあり、「ＮＯ」でもあります。

医者や弁護士といった、資格がなければ仕事ができない職業があります。でもそれ以外の資格は、「ないよりあったほうがいい」という程度のものではないかと思います。

私が転職活動の支援をしてきた人たちのなかにも、会社を辞めて資格の勉強をしている人が何人もいました。海外でＭＢＡを取るために会社を辞めた人もいました。その志は素晴らしいと思います。資格の勉強やＭＢＡを取得する過程で得た知識は、今後仕事でも活かせる場面があるでしょう。

ただ、だからと言って、**難関資格を取ったから、海外でＭＢＡを取ったから、一生安泰というわけではありません。**現に、海外でＭＢＡを取って帰ってきた方を担当したことがありますが、転職活動ではかなり苦戦されました。

大手企業ばかりを狙って受けているということもありますが、企業からはＭＢＡ取得のための期間を「ブランク」として見なされてしまいます。本人としては、ＭＢＡを取得して資格と知識が企業側でも評価されるに違いないと思っています。でも残念ながら企業側ではそうは思ってもらえないことが多いのです。他の候補者と比較したときに、ブランクの期間に実務経験を積んでいる人のほうが即戦力として評価されるのです。

他にも、公認会計士や税理士、社会保険労務士などの難関資格にチャレンジしている方にもたくさんお会いしました。どの人も共通してとても真面目です。将来を考えて、資格を取っておくことは有利に働くと思っているようです。資格を取得した後は、資格に関連する事務所で働きたいという方が多くいました。

例えば、社会保険労務士を取得した人が、社労士事務所に入るといった感じです。ところが、いざ社労士事務所に入って仕事をしてみると、「自分が考えていた仕事とイメージが違った」と言って辞める人がいました。

社会保険労務士の資格を取って、顧問先の企業に労務などの指導をするイメージをもっていたようです。もちろん、事務所によって仕事内容は異なり、そういった労務指導をする事務所もあります。でも多くの事務所では、契約先企業の給与計算や社会保険の事務手続きの委託業務を行っています。せっかく資格を取ったとしても、その専門性が十分に活かせる場面は少なく、さらに、契約先企業を増やすための営業活動も行わなくてはなりません。そんな地道な職務内容は、彼らのイメージとは異なっていたようです。

そうはいっても、せっかく取った資格を活かして独立して、自分で好きなように仕事をしようという人はほとんどいませんでした。結局、最後は「大手の安定した企業」を希望して、また転職活動を始める人が大半でした。

資格やスキルよりも「自分を信じる力」

イギリスのオックスフォード大学でＡＩ（人工知能）などの研究を行うマイケル・Ａ・オズボーン准教授の論文によると、「10年後になくなる仕事」のなかに、「給与・福利厚生担当者」「簿記、会計、監査の事務員」が上位に入っています。ＡＩの進化によって置き換わる仕事は他にもたくさんあるでしょう。

「手に職をつけたい」とＰＣスクールに通う人や、プログラミングの勉強を始める人もいます。でもプログラミングの仕事も、いずれはＡＩに取って代わられる可能性があると言われています。ですから、何年もかけて難関資格を取ることや、特別なスキルを身につけることは、それほど重要ではなくなってきているといえます。

それよりも、「人でなければできない仕事」、つまるところ「あなたでなければならない

仕事」を早く見つけるべきです。

他の人ではなく、「あなたでなければならない仕事」とは何でしょうか?

他の人よりも、得意なことは何ですか?

他の人よりも、簡単にできてしまうことは何ですか?

そして何よりも、やっていて飽きないことや楽しいことは何ですか?


他の人とは違う、あなたでなければならない仕事があるはずです。

それは、すぐには見つからないかもしれません。何となくわかっていても、それを仕事にしていく方法がすぐには見つからないかもしれません。それでも、**諦めずに他の誰かではなく、「あなたでなくてはならない仕事」を追い求めてください。**

それが今の仕事の延長線上にあることも多いし、全く方向転換しなければならない人もいることでしょう。そのタイミングがいつになるのかはわかりませんが、そんな仕事と出合えるチャンスを逃さないように、日頃からアンテナを張っておくといいでしょう。

では、スキルや資格よりも大事なものは何でしょう?

私は「**自分を信じる力**」だと思います。

この先、**会社にどんなことがあっても、**景気や環境が変わっても、「**自分はどこででも働ける」という自信があれば、怖いものなし**です。

スキルを身につけたり、資格を取ろうとする人のなかには、自分に自信がなくて、それを補うための武器を身につけようとする人がいます。無意識に、自分には何かが足りないと思っているのでしょうね。

頑張って仕事をしているのに同期よりも昇進が遅い、結果を出しているのに評価されていないと感じたときに、人はスキルや資格を身につけようとさらに努力をします。

でも実際に、さらにスキルを身につけたり、資格を取ることで、評価されたり昇進できるようになるのでしょうか?

多分、評価されないのは、他に理由があるからです。

評価される人とされない人の違いとは

同期のなかでも昇進が早い人や、評価されている人を思い浮かべてみてください。彼らは何が違うのでしょうか。

もちろん、仕事ができることは前提です。でもそれ以上に、彼らは周りの人と良好な関係がつくれたり、周りを巻き込んで仕事をしていたりしませんか？　きっと彼らは、一人で仕事を抱え込んで不平不満を口にするようなことは少ないはずです。

入社して2、3年ぐらいまでは、上司から依頼された仕事をきちんとこなすことが大事だったかもしれません。でも20代後半にもなると、それだけでは評価されなくなってきます。上司は上司で担当するチームをまとめて、任された仕事で成果をあげるという責任を担っています。そんな上司の期待に応えるためには、ただ真面目に仕事をこなすだけでは十分とはいえません。

年齢とともに期待されている役割を自覚することも必要になってきます。後輩を指導したり、チームの目標を達成するために、自分はどう貢献できるかを考えて、リーダーシップを発揮していく必要も出てくるでしょう。


年齢とともに期待されている役割を自覚して、上司や会社の期待に応えていくことが、評価や昇進につながっていきます。それなのに、仕事を抱え込んで一人で何とかしようとする人や、上司や周りとコミュニケーションをとるのが苦手な人は、たとえ結果を残したとしても、チームに与える影響やリーダーシップという面では不十分とみなされ、評価されなくなってしまいます。

「あの人は口が上手いからいいよね」なんて羨ましがっていても仕方がありません。

「でも、私はそんなにガツガツしてまで評価されたいと思ってないし」、「どうせ上司は私のことなんて見てくれていないのよね」などと拗ねていても何も始まりません。

仕事を頑張っているのに評価されないのは、上司がポンコツだからじゃなくて、あなたに原因があることがあります。それをわかろうとしないまま、不満をためて会社を辞めても何も変わりません。

評価される人にはそれなりの理由があります。評価される人を羨ましがったり、妬んでばかりいても、何も解決しません。

スキルや資格を身につけることよりも先に、周りの人とうまくやっていける能力を身につけていくことや、誰とでも仕事をしていける自分になることのほうが先ではありませんか？

それをせずに、足りないものを補うようにスキルや資格で武装しても何の役にも立ちません。

この先、会社が倒産しても、大不況がやってきても、「どこでも働ける」自信を身につけておきたいものです。そのために必要なのは、一緒に働く人と良好な関係を築けるコミュニケーション力や、人間力ではないでしょうか。

働く場所は自分の意思で選ぶ

政府は「一億総活躍社会」の実現に向けた取り組みとして、「働き方改革」を掲げています（「働き方改革を推進するための関係法律の整備に関する法律」、2018年7月6日公布）。「長時間労働の解消」「非正規と正社員の格差是正」「高齢者の就労促進」を3つの柱として推進しています。

その一例として、大企業では2019年4月1日から、中小企業でも2020年4月1日から労働時間上限規制が始まります。有給の取得についても、年10日以上有給休暇が付与される労働者に対して、年5日については使用者が時季を指定して取得させせなければならなくなりました。

こうした動きは、会社に勤めている人からすれば、働きやすい良い施策に思えるかもしれません。ブラック企業のように際限なく残業をして、休みもロクに取れないような会社で働いている人からすれば、改善が期待できることでしょう。

また、真剣に働く時間を短くして、より効率的に働けるように「働き方改革」に取り組んでいる会社もあることでしょう。

でも本当に、それだけで私たちは幸せに働くことができるのでしょうか？

私はどうしても首を傾げてしまいます。なぜなら、営利企業であれば、利益を上げ続けることは存続するうえで必須の条件です。前年度の利益を上回るために、営業努力を続けるなかで、働く時間を減らすということは至難の技です。

そのための効率化なのでしょうが、人手をこれ以上増やせない企業では、何かを減らしていくしかありません。お客様へのサービスであったり、新しい取り組みだったり、今までやってきたことを減らして、利益を上げ続けていくことは、そう容易なことではないと思います。

「働き方改革」への取り組みが始まっている会社の社員から、こんな愚痴を聞いたことがあります。

「仕事量も変わらず目標も上がっていくなかで、効率を上げて早く帰るのは難しい。なかには仕事をもち帰って会社の外から電話をかけたり、休憩時間を実態より長く申請して勤務時間を調整している人もいる」。

それでは何のための「働き方改革」なのかわかりません。やりたい仕事があっても、思う存分働くことができない制度であれば、かえって働く人を窮屈にしてしまいます。

幻冬舎編集者の箕輪厚介氏が、著書『死ぬこと以外かすり傷』のなかで、「なぜ僕が幻冬舎を辞めないのか、会社組織は人材と資金とインフラを抱えている。東京都心の一等地に構えるビルで、デスクや会議室をタダで使える。（中略）外で著者と打ち合わせするときには、飲み代だって領収書を切れる。（中略）幻冬舎の社員であるおかげで、僕はこれらのインフラと人と金、会社が築き上げてきた信頼、そしてノーリスクで勝負する権利を利用できる。利益さえあげていれば青天井のように使い放題、個人では成しえないスケールで動くことができる」。こう言っています。

本業以外でもオンラインサロンやコンサルティングなどで十分な収入をあげている箕輪氏がなぜ会社に所属するのか。それは、そのほうがメリットがあるからです。一人でも十分にやっていける知名度も実力もありながら、それでもあえて会社に所属するという働き方は、とても合理的です。これからの時代、このような人がもっと増えてきてもいいのではないかと思います。

これからは、「いかに安定して働きやすい場所」か、という視点だけで会社を選ぶのではなく、「やりたいことをやるためのインフラや信用力が使える場所」として、会社に所属するのもアリだと思います。

いずれにしても、**「会社が何を与えてくれるか」ではなく、「一商品としての自分」を確立することによって、自由意志で働く場所を選べるようになります。**

働く場所は、会社に限らなくてもいいのです。フリーランスで働いても、起業をしても、あえて会社員という働き方を選んでもいいのです。

働く場所や働き方は、自分の意思で選んでいける時代になっているのです。

第2章

あなたが会社を辞めたいと思う理由は何ですか?

「現状からの逃げ」で転職しても幸せになれない

厚生労働省によると、新卒者の3年以内の離職率は大卒31・8%、短大卒41・5%、高校卒39・3%と、「新卒の3人に1人が3年以内に離職している」状態が続いています（「新規学卒者の3年以内の離職状況」、2018年）。ここ10年のデータを見ても、新卒者の3年以内の離職率は、同様に30%台で推移しています。このような雇用環境にあっては、あなたの身近な人や、もしくはあなた自身もすでに転職の経験があるかもしれませんね。

これをポジティブにとらえるか、ネガティブにとらえるか、そのとらえ方は立場によって変わってきますが、ここで大切なことは、転職をして前よりも幸せに働いている人が大勢いる一方で、転職後、半年から2、3年以内といった比較的短い期間で何度も転職を繰り返す人がいることです。その違いは何でしょうか。

その違いを見ていく前に、「転職に成功する人」、「転職に失敗する人」とはそれぞれどんな人たちなのか、考えてみましょう。

まず、私の経験からはっきり言えることは、「転職に成功する人」「転職をして幸せに働けている人」とは、次の会社で自分の経験や得意なことを生かして活躍している人です。**そして、やりがいをもって納得して働いています。**

一方、「転職に失敗する人」は、入社して間もない時期から転職したことを後悔しはじめます。仕事の内容が入社する前に想像していたものとは違っていて、仕事を覚えるのに時間がかかり、ついていくのに苦労しています。わからないことを聞こうにも周りは忙しそうで、質問するのをためらってしまうこともあります。なかなか会社の雰囲気に馴染めず、つい前職と比べてしまうこともあるようです。

どうしてこのような差が生まれてくるのでしょうか？　それは、能力の差だけではありません。転職先を選ぶときの選び方に違いがあるのです。「転職に失敗する人」は、再度転職活動を始める際に、前回の失敗理由を振り返ってこう言います。

「あのときは忙しくて転職活動に時間が取れませんでした。今度は入社する前にしっかり情報収集をして失敗しないようにします」

「転職に成功する人」は「転職の軸」がはっきりしている

「転職に失敗する人」は、情報が転職の成否を決める鍵だと思っているようです。

転職活動を始めるやいなや、応募する企業や内定をもらった会社の情報収集に精を出し、転職サイトに書き込まれている「入社者の声」をつぶさにチェックして、ネガティブな情報が少しでもあれば、応募をためらいます。

もちろん、応募する企業や内定をもらった企業の情報収集をすること自体、悪いことではありません。ただ、**自分のなかでどんな会社で働きたいのかという、明確な軸がないの**です。

加えて、現職に不満を感じて転職活動を始める人は、できるだけ早く現状から抜け出したいと考えています。

そんな焦りから、会社を選ぶ基準が「現職の不満や嫌な点の改善」になってしまっています。

例えば、現職で上司からパワハラを受けている人は、「次の会社は雰囲気がよくて、アットホームな会社がいい」と言います。会社を選ぶ基準が「社風のよさ」に偏ってしまっています。仕事内容や給与条件も気にしますが、それよりも「現職の不満や嫌な点が改善されるのか」に重きを置きます。

そんな人は、内定をもらってからも、担当のキャリア・アドバイザーに「この会社の社風はどうですか？」と質問してきます。

私たちキャリア・アドバイザーも、社内の法人営業担当にその会社の雰囲気を確認したりして、できる限りの情報を提供します。

そして何より、求職者である本人も、面接で少なくとも一、二度はその会社に足を運んでいるので、社内の雰囲気や面接官の対応から、ある程度は会社の雰囲気をつかむこともできています。それでも不安が払拭できず、再度入社を決める前に現場の方とのセッティングを依頼するなど、面談をすることもあります。

余談になりますが、私たちキャリア・アドバイザーが実際に会社を訪問する機会はそれほど多くはありません。

人材紹介会社によっても違いがありますが、大手の人材紹介会社の場合、何万件と求人数も非常に多いため、転職を希望する個人の担当であるキャリア・アドバイザーと、求人側の法人担当が違っています。

求人数が多く、個人の求職者に多くの求人を紹介できる点がメリットでもありますが、分業制のため、企業の生の情報は、それぞれの求人企業を担当する社内の法人営業から情報収集するようになります。

このように、**「転職に失敗する人」**には、**「現職の不満や嫌な点が次の会社で改善されること」を、会社選びの基準に置く人が非常に多く見られます。**

そして、念願叶って新しい会社に入社し、「現職の不満や嫌な点」が改善されたとしても、また次の不満や嫌な点が出てきてしまい、転職を繰り返すという負のループにはまってしまう人がいます。

それに対して、**「転職に成功する人」**は、自分なりの「転職の軸」（転職の理由をどこに

置いているか）がはっきりしています。

「今の会社では個人営業を5年経験し、ある程度の営業スキルは身につきました。現職に大きな不満があるわけではないけど、前から興味があったネット広告の業界で法人営業を担当してみたいと思っていました。給与など条件ももちろん良いに越したことはないけれど、現状維持できれば、問題はありません。むしろ、業界と仕事内容を変えたいと思っています」と言ったように、今回の**転職で何を大事にしたいのかが明確**になっています。それが「現職の不満や嫌な点の改善」だけではないないのです。

転職の理由も、「今の会社ではある程度やれることはやり切った」という人や、「今の会社ではできないことをしてみたい」という人が多い傾向にあります。

「職場の人間関係」が転職を検討し始める理由だったとしても、自分なりに苦手な人に働きかけをしたり、異動ができないか人事に掛け合ってみたりと、やれることはやっています。その結果、今の会社にいるよりも、環境や場所を変えて働いたほうが自分にとってよい、という判断をして転職活動を始めています。客観的に自分の状況を見て、改善できることは改善しようと努力しています。それでも自分一人の力ではどうにもできないと判断したら、転職という手段を使って、それを改善しようとするのです。

つまり、**「転職に成功する人」は、「自分自身が変わることで解決すること」と「会社を変えることでしか叶わないこと」があるのを知っています。そのうえで、「自分にとって働くうえで何が大切なのか」、その優先順位がついている**のです。

転職することで、100%希望が叶うのが理想です。自分のやりたかった仕事で、能力的にも自分にちょうどいい職務内容で、職場の人はみんな気が合う人ばかり、給料も休みも理想どおり……なんていう会社があればどんなにいいことでしょう。でも現実的にそれは不可能です。

結婚する前はあんなに素敵で理想どおりに見えた旦那さんでも、結婚して2、3年も経てば、嫌なところも見えてきます。「なんで脱いだ靴下が、いつもソファーの上に散らかっているのだろう?」と思いながらも結婚生活を続けていけるのは、それを上回る何かがあるからです。それは優しさかもしれないし、毎月稼いでくれる生活費かもしれません。

今働いている会社は、100%満足ではないかもしれないけれど、続けていけるのは、自分が大切に思っていることがある程度叶えられているからではないでしょうか。

あなたにとって、働くうえで大切にしたいことは何ですか？

それは「自分が変わることで解決できること」ですか？　それとも、「会社を変えることでしか叶わないこと」ですか？

そう問いかけてみると、今働いている会社があなたのいるべき場所か、そうではないのかがわかってくるのではないでしょうか。

次の会社を最後の転職先にしたい

私は、転職活動を始める前の面談で、求職者の方に「今回の転職で叶えたいことは何ですか?」という質問をしていました。そうすると、「次の会社を最後の転職先にしたい」と答える方がいます。

30代半ばぐらいからこう答える方が増えてきます。すでに2社、3社と経験していて、次の転職を最後にしたいという気持ちになるのでしょう。もう次はないと思っているのかもしれません。

実際に転職活動を始めてみて「最後の転職」を実感する人もいます。そのときの景気動向にもよりますが、20代で2社以上、30代で3社以上経験していると、書類選考が通過しづらくなります。

採用する側としては、１人の採用枠に複数の応募があった場合、同じぐらいの経験者であれば、どうしても1社での経験年数が長い人、経験社数が少ない応募者を優先してしまいます。担当者としてそれは理解できますが、まだまだ転職回数が多いことはマイナスに働いてしまう世の中だと実感させられてしまいます。

転職活動での厳しさを実感した人は、もうこれ以上転職回数は重ねられないと思ってしまうようです。そんな経験から「次の会社を最後の転職先にしたい」と決意した人は、**どうしても会社選びに慎重になります。そして、仕事内容ややりがいよりも、会社の安定感や福利厚生などを重視するようになります。**

「この会社は自分が定年になるまで安定して働ける場所なのか？」

こういう視点で会社を見るようになるのです。

30代半ばであれば、定年まであと25年から30年は働く計算になります。会社の業績や規模、安定性、また自分が働くうえでの制度や福利厚生が気になってしまうのでしょう。

ただ、今どんなに安定している会社でも、この先10年、20年後に存続しているかどうかはわかりません。時代の変化で求められるものも変わってきます。今、社会に必要とされている会社が、テクノロジーなどの進化で20年後にそのままの存在価値を維持できているかどうかはわかりません。
それなのに、会社が安定しているかどうかを重視して働き先を決めるのは危険に思えてなりません。

私が担当していた30代後半の男性の事例です。

大手有名企業に新卒で入社し、十数年勤めていました。社内のジョブローテーションを経験した後、管理部門で長く働いていました。語学も堪能で、話をしていても知性を感じられる人でした。

ところが、会社の業績不振からリストラ計画がもちあがり、今までいた管理部門から、希望していない部署への異動が決まってしまったのです。異動先からいつ管理部門へ戻ってこられるかはわからないそうです。異動先の仕事はこれまでの経験とは異なり、現場の作業を伴うものでした。

このまま異動をすれば、また一からの経験となります。そのうえ、希望する仕事内容ではなく、これまでの経験やキャリアは中断されてしまいます。

この先、40代になって転職をしたいと思ったときに、今の管理部門の経験が活かせるのか不安になって相談に来られました。

「自身の市場価値を知るうえでも、転職活動をしてみましょう」ということになり、何社か応募し、最終的に1社から内定をもらいました。そこは外資系の会社で、語学力とこれまでの管理部門での経験が評価され、人事として採用が決まりました。現職の年収は同年代の方と比較してかなり高水準でしたが、内定を出してくれた会社は、現職と同じ年収を提示してくれました。会社の規模は今よりもかなり小さくなりますが、日本での成長が著しく、社内の雰囲気も合っていると感じたようです。

30代後半で初めての転職ということもあり、不安もあったそうですが、このまま希望しない部署に異動して一から経験を積むよりも、新しい会社でやりたい仕事でキャリアを積んでいきたいと、転職を決意されました。

ところが、最終的には奥様の反対で転職を断念しました。転職活動を始める段階で奥様にも相談をしていたそうです。そのときは特に反対をすることもなく、転職活動をすることに理解を示していたようです。ところが、いざ内定が出て転職しようとしたときに、奥様は断固として首を縦に振ってくれませんでした。

内定から入社の返事をするまでの期限を過ぎても、奥様の反対により入社の意思を伝えることができずにいました。そんな様子を心配して、内定を出してくれた企業の担当者から、「奥様も交えて会社の事業内容や今後の展開を説明させていただきたい」という申し出を受けました。納得して入社してほしいという、企業側の誠意です。

それでも、最終的に奥様がおっしゃったのは「私は○○社（現職）の社員であるあなたと結婚したのに」という一言でした。その言葉を聞いて、この方は転職を諦め、現職に残る決断をされました。とても落胆している様子が、電話口の声からも伝わってきました。

その後、その方が現職に残って幸せに働いているかどうかはわかりません。何が正解だったのかもわかりません。ただ、この奥様のように、いまだに大きい会社、有名な会社にいることがステータスだと思っている人が少なからずいるということです。

「どんな船に乗るか」よりも「どこへ行きたいか」

私も20年あまりの会社員生活のなかで、二度、リストラを経験しました。新卒で入社した会社は東証一部上場の食品メーカーでしたが、所属していた四国支店では、入社3年目に支店の閉鎖が決まり、地元採用の事務職の先輩の多くは辞めていきました。

そんな経験から、「会社は社員を守ってくれない」ということを社会人の早い段階で知りました。当時は社会人経験も浅く、「会社は学校や親のように安心して身を委ねられる場所」だと思っていたので、かなりショックを受けたものです。でも年月を重ねて今思うのは、社会人として早い段階でリストラを経験できてよかったということです。今も新卒で入った会社への感謝と愛着は変わらずにあります。でも何より、**「自分のキャリアは自分で作る」**という意識を若いうちに身につけることができ、その後の仕事選びが大きく変わりました。

航海に例えるなら、会社は「乗る船」です。豪華客船に乗るとそこでは夢のように豪華な食事やディナーショーなどが楽しめるかもしれません。反対に小さな船に乗ると、時には風や波の影響を受けて危険な目に遭うこともあるかもしれません。

それでも、そんな荒波をくぐり抜け、目的地にたどり着くまでの生き抜く知恵や技術を身につけることができた人は、他の船に乗り移ることになったとしても、その知恵と技術を生かしていけるはずです。

豪華客船に乗ったまま目的地まで悠々とたどり着くことができる人もいるでしょう。一方、予期せぬ事態でタイタニック号のように途中で沈んでしまうことがあるかもしれません。そんなときに、豪華クルーズ船に乗っていた人は、生き残るすべを知らず遭難してしまうかもしれません。どちらがよくて、どちらが安全だとは一概に言えません。

「どんな船に乗るのか」、みんなその船のことばかり気にしています。でも、その船に乗って、あなたはいったいどこに行きたいのですか？　何がしたいのですか？

乗った船任せで、目的地すら自分で決めていない人が大勢います。そろそろ行き先ぐらいは自分で決めてみませんか。

なぜ、その働き方を選んだのか？

先日、50代の女性から相談を受けました。20代の息子が仕事を辞め、家でブラブラしているそうです。専門学校を中退した後、フリーターをしていたそうですが、3年ほど前から東京に出て正社員として働くようになりました。安心したのも束の間、会社を辞めて実家に戻ってきたのです。お母様としては、正社員として仕事を続けてほしかったのですが……。

派遣社員や契約社員として働いている方から相談をいただくこともあります。ほとんどの方が「今の雇用形態だといつ会社から切られるかわからず不安です」と言われます。確かにそういう面もあるでしょう。これから年齢を重ね、40代、50代になって正社員になるのはさらに難しいと思い始めるようです。でも、今の雇用形態を選んだのもその人です。

では、なぜ派遣社員や契約社員は不安定だと思いながら、その働き方を選んだのでしょうか。正社員で責任のある仕事を任されるのに疲れたから、残業をせずに楽な働き方がしたかったから、などといった理由があったのではないでしょうか。

それなのに、いざ派遣社員や契約社員で働いてみると、「やっぱり正社員でなければ」と不安に襲われてしまうようです。でも正社員になって責任のある立場になることにも不安があると言います。どうしたいのでしょうか。

結局、どちらでもいいと思います。派遣社員として長く働いている人もいます。働きぶりが認められて、就労先の会社で正社員に登用される人もいます。正社員だからといって、一生雇用が守られているわけでもありませんし、会社が潰れてしまうこともあれば、リストラに遭うことだってあります。正社員になれば、一生安心、安全という保証はどこにもないのです。

それよりも、どんな雇用形態を選んだとしても、**「自分がなぜその働き方を選んだのか」ということに納得していることのほうが大切**だと思いませんか。

やりたい仕事があって、正社員でいきなり経験のない異業界に転職するのは難しくても、派遣社員や契約社員としてのスタートであれば、門戸が開かれていることもあります。また、子育ての期間中は働く時間を短くして、子育てを優先したいという方もいるでしょう。自分が何を優先して、その働き方を選んだのか、それがないまま、安易に今の雇用形態を**選んだのであれば、いつまでたっても不安は尽きないままです。**

その後、相談を受けていた50代のお母様からメールをいただきました。息子さんは実家に戻ってきて就職活動を始め、今は派遣社員として自宅から近い会社で技術職として働き始めたそうです。職場の人たちからも可愛がられていて、毎日楽しそうに仕事の話をしてくれるようになったそうです。そんな息子さんの姿を見て、お母様も安心されたそうです。

これからの時代、雇用形態や働き方は、ますます多様化していくでしょう。「正社員だから安心」という時代も終わりました。一生働ける会社を求めるのは、さらに難しくなっていくことでしょう。それなのに、まだ正社員にこだわり続けますか？　一生働ける潰れない安定した会社を探し続けますか？

働き方は自分でデザインしていきましょう。

働く環境を変えれば幸せに働ける？

転職をして、働く場所や環境を変えることで幸せになれる人もいます。

さきほども触れましたが、「会社を変えることでしか叶わないこと」があることを知っていて、それを手に入れることができた人たちです。それは、いわゆるブラック企業と呼ばれるような会社に入ってしまって、労働環境が劣悪な場合や、業界を変えることでやりたい仕事を実現したい方などです。

実は私も、30代半ばで四国から上京し、転職を経験しました。そのときに入った会社は労働環境がひどく、入社から4か月ほどで辞めてしまいました。面接に赴いたときは会議室に通されたので、実際に働くオフィスを見ることができませんでした。面接官の対応に少し違和感はあったのですが、仕事内容が希望どおりで、違う業界出身者でもチャレンジできることと、上京して面接を受けていたので、早く転職先を決めてしまいたいという焦りがあり、早々に入社を決めてしまいました。

ところが、入社した日にオフィスに足を踏み入れ、その瞬間に後悔が始まりました。そのオフィス内は殺伐とした雰囲気でした。そして毎朝始業時間より1時間ほど早く出社して掃除を始め、掃除が終わると1時間近い朝礼が始まります。そこで営業成績が悪い人をターゲットにした上司からの攻撃が始まります。

オフィス内は常に怒号が飛び交い、上司に呼ばれて暴力を振るわれている人を何人も見ました。夜も終電近くまで働くことが良いこととされていました。こんな会社はドラマの中だけの世界ではないのだと知り、愕然としました。

最後はあっけないものでした。インフルエンザにかかり、40度近い熱が出て上司に電話をかけたら、「部長に怒られるから這ってでも出てきてくれないか」と言われ、退職を決めました。入社前にオフィスを覗くことができれば、入社することはなかったと思います。

4か月という短い期間で退職しましたが、その後、転職で働く環境を変え、長く続けることができました。

このように、職場の環境を自分一人の力ですぐに変えられず、そこで働くことで心身の健康を損なうようなら、そこから逃げてもいいと思います。いや、むしろそうすべきです。新卒で入った大手企業で連日、過重労働が続き、頑張ることが美徳とされるような社風で判断力を失い、自殺に追い込まれてしまうといった悲しいニュースを耳にすることがあります。周りの社員も遅くまで働いていて、力技で仕事をこなすことが賞賛されるような環境では、頑張れない自分を責めてしまうことがあるのかもしれません。

そんな環境からは逃げてもかまいません。心身ともに疲れ果てて判断力を失う前に、行動を起こしましょう。自分の命や健康よりも優先されるものはないのですから。

「自分一人の力で変えられない環境」なのか、それとも「自分が変わることでしか改善されないこと」なのか、見極める目を養っておきましょう。

業界を変えることで、幸せな働き方をつかんだ方の事例を紹介しましょう。

私が担当した20代後半の男性の事例です。

大手有名企業に新卒で入社した方でした。

営業を経験したのち、マーケティング部門に異動となりました。仕事にはやりがいを感じているそうですが、堅い社風から、若手には裁量権がなく、自由に発言することができない窮屈さを感じていました。

年功序列の影響が色濃く、能力や成果が評価されて若手が重要なポジションに抜擢されることはないそうです。失敗さえしなければ、何年後にどの役職についているか、将来が予想できる環境に、閉塞感を感じるようになっていました。そんな彼が最終的に転職したのは、ゲームやエンターテイメント事業を手がけ、当時成長が著しかったベンチャー企業でした。

転職にあたり、ご両親からは反対されたそうです。それもそのはずです。誰もが知るような有名企業に新卒で入り、安定が保証されているような会社を捨てて、ベンチャー企業に移るというのですから。それでも、「新しい会社でできることを思うとワクワクする」といって転職していきました。その後、半年くらい経ってメールをいただきました。

「転職をして、今はやりたいマーケティングの仕事ができ、自分の意見も積極的に発言することができるようになり、やりがいをもって働いています。」といった内容でした。

「あのとき迷ったけれど、チャレンジする道を選んで、今は正解だったと思っています。」と付け加えられていました。

会社の事業内容や任される裁量の範囲などは、会社によって異なります。やりたいことがあって、それが今の会社ではできないのであれば、思い切って会社を変えることもよいでしょう。

「安定の道」を選ぶか「チャレンジすること」を選ぶか、より後悔の少ない道を選んでほしいと思います。

人間関係がうまくいかない原因は自分の中にある

それぞれの事情があると思いますが、「職場の人間関係」が原因で会社を辞める人は、また転職を繰り返します。現にそんな人たちを大勢見てきました。

違う会社に行けば、人間関係の悩みは解消すると思っている人がいます。もちろん、一時的にはその嫌な人から逃れられて、平穏な生活を送ることができるかもしれません。でも、しばらくすると、新しい会社でまた同じように苦手な人が出てきて、人間関係に悩まされることがあります。

「職場の人間関係」が原因で会社を辞める人は、「働く環境や会社を変えても幸せになれない」人なのです。

それは、**問題の原因が外部の環境にあるのではなく、「その人自身」にあることが多いからです。**自分という存在からは、どこまで行っても逃れることはできません。だから、働く場所を変えても、問題はつきまとうのです。

「職場の人間関係」が苦手、という人のなかにもタイプがあります。詳しくは、第3章の「〝どこでも誰とでも幸せに働く〟ための7つの思考法」でお伝えしていきますが、人間関係がうまくいかないという人を大きく分けると、「自分が悪い」と矛先を自分に向ける人と、「相手が悪い」と他人に向ける人の2つのタイプがあります。

①自分が悪い

1つ目のタイプは、人間関係でうまくいかないことがあったとき、先輩や上司から注意を受けたときなどに、「自分が悪い」と思ってしまう矛先を自分に向ける人です。

何か問題が起こったときに、ある程度「自責性」があって、反省することはよいことです。しかし、度を越して「自分が悪い」と自分を責め続けている人は、成長につながらず、不健全な状態になってしまいます。

自分に自信がなく、自己肯定感が低いタイプ、ともいえます。

「自分が悪い」と自分を責めるので、次こそは注意されないように、失敗しないようにと萎縮します。そのせいで業務スピードが遅くなり、先輩や上司をまたイライラさせてしまいます。相手のそんな雰囲気を察して早く仕事を進めようとするのですが、今度はわからないことが出てきます。質問しようものなら、「何度も説明しましたよ！」と言われてしまい、余計に固くなってしまいます。

こんなことを繰り返すと、職場に行くのが億劫になり、朝起きるのが辛くなってしまったりもします。そこで限界を迎え、会社を辞めることになってしまいます。

①のタイプの人は何がいけないのでしょうか？

理解度が遅い、などといった能力面のことが原因の場合もあるかもしれませんが、特にどこが悪いという具体的な理由を挙げることはできません。ただ、1つ言えるとすれば、さきほども触れたように「自分が悪い」と過度に自分を責め続けているところです。この考え方を変える必要があるかもしれません。

「自分が悪い」と思っている限り、何かうまくいかないことがあって注意をされると、その原因を自分のせいにして「私の理解が遅いからダメなのだ」「私がチームにいると迷惑をかけてしまう」などと自分を卑下しがちです。そんな考え方が定着してしまうと、だんだん職場の人たちに溶け込めなくなり、そこから逃げ出したとしても、また新しい場所で同じように「うまくいかない現状」を作り出してしまうのです。

「人間関係がうまくいかない原因は自分の中にある」ということを認識し、自分を変えていくしかないのです。そこに早く気づいて楽になってほしいと思います。

②相手が悪い

一方で、人間関係で問題が起きたときに「相手が悪い」と矛先を他人に向ける人がいます。

「職場の人間関係」が原因で会社を辞める人は、このタイプの人が多いように感じます。何かトラブルが起きたときに、「会社のマニュアルが整備されていないから問題が起こった」「上司がちゃんと教えてくれなかったから、できないのも仕方がない」といった具合です。問題を他人のせいにする「他責性」が強い人たちです。

このような他責性の強い人たちは、原因を「他人の中」に見つけます。目標が達成できないときは、「そもそも目標が高すぎる」「クライアントの頭が固くて話にならない」などといった言い訳を始めます。これではいつまで経っても改善や成長は見込めません。

これも私が担当していた40代の男性の事例です。

大学を卒業したのち、いくつかの会社で経理として経験を積んできました。その後、30代後半で公認会計士の資格取得を目指して勉強していましたが、合格には至らず、当時は派遣社員としてある会社で経理の仕事をしていました。

話を聞いていくと、いくつか矛盾点が出てきました。働いていた期間や会社名が曖昧で、確認をすると、職務経歴書に記載していない会社での就労経験が何社か出てきたのです。応募書類として、正確に経歴を記載するように何度もお願いをしましたが、一向に修正する気配がありませんでした。おそらく、その時点で10社以上の経歴があるので、このままでは書類選考の通過が難しいと考えたのでしょう。

経歴に嘘をついたまま、転職活動のお手伝いは難しいことを伝え、なんとか職務経歴書を修正してもらいました。トータルで１００社近くは応募を続けたと思います。

途中、面接で何度も不合格となりましたが、最終的に、希望していた経理のポジションで正社員への登用前提で合格となり、契約社員としてスタートしました。

ところが入社して1か月ほどで、苦労して入社した会社を辞めてしまったのです。

その後、また転職活動を始めたいのでサポートしてほしいと連絡がありました。辞めた理由を聞いてみると、人間関係が原因でした。「先輩が仕事を教えてくれない」「上司が親身に話を聞いてくれない」「いつ正社員になれるのか不安になった」といった理由でした。この会社に入社するときに、正社員にいつなれるのか不安を感じているようでしたので、入社を決めるまでに何度も会社と接点をもってもらい、丁寧に制度を説明してもらいました。本人も納得したうえで入社を決めたつもりでしたが、いざ入社してみると、新しい環境に馴染むことができず、年下の先輩に仕事を教えてもらうことにも嫌気がさし、退職に至ったようです。

「新しい会社では丁寧に教育してもらえるもの」といった受身の考え方が根底にあり、40代になっても、手取り足取り教えてもらえるものと思っていたのかもしれません。このような甘えと他責性が転職を繰り返す大きな原因だと感じました。

働くうえで「職場の人間関係」は避けて通れません。

「職場の人間関係がうまくいかない原因」を抱えている人は、働く場所を変えても苦労することになります。

人間関係がうまくいくのはどんな人？

あなたの周りに、誰とでも比較的うまくやっていける人はいませんか。

その人はどんな人ですか。

私の周りにも、誰とでもすぐに仲よくなれる、羨ましい人が何人かいます。

その人たちの共通点は、先輩や後輩など年齢や役職に関係なく、誰とでも分け隔てなく接することです。もちろん、彼らにも苦手なことはありますが、それを隠そうとせず、得意な人にすぐ聞きにいきます。「自分はダメな人間だ」などと卑下することもなく、問題が起きたときでも「どうすればそれを解決できるのか」を自分のこととして考えます。周りに知恵を借りながら解決していきます。そんな彼らの姿を見て、応援したくなる人が出てきます。人から可愛がられます。周りには情報が集まり、さらに人が集まります。そして若くして評価され、昇進していく人もいます。

こんな人であれば、たとえ何かの事情があって会社を辞めることになっても、次の場所でもきっとまた人に助けられ、人が集まってくることでしょう。

どうせ働くのであれば、誰とでもうまくやっていける人になりたいですね。

これまで見てきたように、**「職場の人間関係」の問題は、「その人の考え方」から作り出されていることがほとんどです。**だから会社を変えても、働く場所を変えても、問題自体が解決されることはありません。自分の考え方のクセやパターンに気づき、それをより「人間関係が良好になる考え方」に変えていく必要があります。

問題が起こったときに、自分のこととしてとらえ、「どうすれば解決できるのか」を考えて解決していけることが理想的です。ただ、「自責性」が強すぎて、「自分のせい」だと責めすぎるのは問題です。それでは、仕事で失敗したときや上司から注意を受けたときに、すぐに自分が悪いのだと自分を責め続け、落ち込んでしまいます。その結果、作業効率が下がり、失敗を繰り返してしまう。これでは根本的な問題解決には至りません。

さきほどの事例で挙げたように、「他責性」が強い人も問題です。問題の原因が自分にあるという自覚が足りないので、こちらも問題の解決には時間がかかります。言い訳が過ぎることや責任回避の傾向もあります。

「他責性」が強い人は、そこに気がつくことは、すぐには難しいかもしれません。何度も同じような理由で、短期で転職を繰り返している場合には、転職に至った理由や思考のパターンを振り返ってみる必要があるでしょう。

このように、「職場の人間関係」でこれまで躓《つまづ》いてきた人たちにはパターンがあります。自分のパターンや「思考のクセ」をよく知り、より楽に生きられる考え方に修正していきましょう。

「職場の人間関係」がうまくいくようになれば、今の職場にいても、違う場所に移っても、どこにいても幸せに働けるようになります。「職場の人間関係」に悩まなくなれば、働くうえでの悩みの半分以上がなくなると言っても過言ではありません。そんな状態に早くなりたいものですね。

職場の人間関係がうまくいく具体的な考え方や解決策は、第3、4章で紹介します。

第3章

「どこでも誰とでも幸せに働く」ための7つの思考法

あなたは、どこでも誰とでも幸せに働ける？

まず、次ページの診断テストで、あなたが「どこでも誰とでも幸せに働ける人」かどうかを確認してみましょう。

20項目の設問を読んで、非常にあてはまる場合は5点、ややあてはまる場合は3点、あてはまらない場合は1点を、それぞれ右欄に記入し、その合計を出してください。

診断テスト〈あなたは幸せに働けますか？〉

1	職場ではどちらかというと「聞き役」になることが多い	
2	上司や同僚の機嫌が良いか悪いか、すぐにわかるほうだ	
3	職場で感情的になっている人を見ると、大人気ないと思ってしまう	
4	職場ではわりと空気が読めるほうだ	
5	会社の飲み会にはできるだけ参加しないようにしている	
6	職場ではあまりプライベートな話はしない	
7	ランチの時間は一人で過ごすことが多い	
8	始業開始時間より15分以上早く出社することは少ない	
9	余裕があれば人の仕事を手伝ってあげることが多い	
10	夏休みや有給など、休みの取得は他の人を優先してあげることが多い	
11	会議では思いつきで発言することは少ない	
12	人が仕事でミスしているのを見つけても、指摘することは少ない	
13	仕事でわからないことが出てきたら、まずは自分でなんとかしようとする	
14	上司から言われた仕事はきちんとこなすことが大切だと思っている	
15	できる限り仕事はミスなく完璧にこなしたい	
16	苦手なことやできないことはできるだけなくそうと努力している	
17	自分の短所はなるべく改善しようとしている	
18	上司やクライアントから怒られないように仕事をしている	
19	新しいプロジェクトや仕事に興味があっても自分から立候補することは少ない	
20	人前で発表したり表彰されるなど、目立つ場面は苦手だ	
	1～20の合計点	

診断テスト結果

▼合計点が40点以下…「どこでも誰とでも幸せに働ける人」です。

▼合計点が41点～69点以下…「どこでも誰とでも幸せに働ける人」になるために、少し考え方を変えていく必要がありそうです。

▼合計点が70点以上…残念ながら、「どこでも誰とでも幸せに働ける人」になるためには、大幅に今の考え方を変えていく必要があります。

特に75点以上だったあなたは、いい人すぎて疲れていませんか？　職場で言いたいことは言えていますか？　家族や親しい友人といるときのように、職場でも自分を出せていますか？　もしかしたら、職場では少し気を遣って、疲れているのかもしれません。

では、この診断テストの結果を参照しつつ、「どこでも誰とでも幸せに働く」ために、どうしていったらいいのか、「知っておいてほしい7つの思考法」についてお話ししていきます。

1 人に合わせる生き方をやめる

さきほどの診断テスト**1**〜**4**の項目のうち、3点以上（非常にあてはまる・ややあてはまる）をつけたのはいくつありましたか？

1 職場ではどちらかというと「聞き役」になることが多い ……… □
2 上司や同僚の機嫌が良いか悪いか、すぐにわかるほうだ ……… □
3 職場で感情的になっている人を見ると、大人気ないと思ってしまう ……… □
4 職場ではわりと空気が読めるほうだ ……… □

3項目以上該当するようであれば、あなたには「職場で人に合わせすぎる傾向」があります。この「人に合わせすぎる生き方」が職場であなたを息苦しくしている原因の一つです。

小学生ぐらいから、私たちは親や先生から「人の話はきちんと聞きましょう」「お友達とは仲良くしましょう」、そう教わってきました。だから子どもの頃から親や先生の教えを守ってきた「いい子」のあなたは、自分が喋るよりも、相手の話を聞いてあげる「聞き役」に回るほうが多くなってしまったのかもしれません。そして、人とうまくやっていくために、なるべく周りの人の気持ちを先回りして察するようになったのかもしれません。

そんなあなたは、いつも朝はテンションが低い先輩に、朝一から難しい仕事の依頼をすることはしないでしょう。先輩の機嫌が良くなってきたお昼過ぎのタイミングを狙って、声をかけているのではないですか?

そんな気配りができて、周りの人の気持ちを察することができるあなたは、間違いなく職場でも「いい人」です。

「いい人」をやめる、空気を読まない

気がつけば職場で「聞き役」になっていませんか？

空気を読むことが得意ではありませんか？

そして、職場で自分の話ばかりする人や、感情的に怒ったりする人を見ると、「大人気ない人」「気持ちのコントロールができない人」と、心のどこかで軽蔑していませんか？「ここは職場なんだから、感情的になってはいけない」「職場では気持ちのコントロールをしなければいけない」と、いつのまにか勝手にルールを決めてしまっているのかもしれません。

人の話が聞けることや、周りの空気が読めることは、人との関係を築くうえで良い特徴だと思います。ただ、いつも聞き役で、周りの空気を読んで、人の気持ちを先回りして察してばかりいると、疲れてしまいます。

周りの人はそんなあなたがいることで、心地良くいられるかもしれませんが、人の気持ちばかり優先していると、**「自分の気持ち」は後回しになってしまいます。**そして気がつ

けば、「いい人」だけど、「空気のような存在」になってしまってはいませんか？

そうなんです。

人の気持ちばかり優先していると、自分の本当の気持ちがわからなくなります。本当は何が嫌で、何がやりたいのかわからなくなってしまいます。いつも自分の気持ちは後回しにしてきたから、今さら「自分の気持ち」と言われても、わからなくなっている人が多くいます。もしかしたら、そんな自分が嫌になって、そろそろ変えたいと思っていませんか？

そう思い始めているのなら、今がチャンスです。

「人に合わせる生き方」をしている人は、一見すると協調性があり、謙虚な「いい人」ですが、必ずしも本人は幸せではありません。決断や意思決定を他人に委ねてしまっています。

そのほうが責任を取ることもなく、ある意味、楽な生き方かもしれません。

でも、そこに自分の意思は存在していません。だから人から非難されることもなければ、喜びを感じることもありません。常に自分の人生を人に委ねて、人の顔色を見て、大勢の意見に流されていれば、危険な目にあうことも少ないはずです。

でも気がつけば、自分の考えや意見を言うこともなく、本当の気持ちすらわからなくなっています。

そして、何だか生きづらくなっている人もいるでしょう。

自分が勝手に決めたルールを壊してみる

もうそろそろ「人に合わせる生き方」をやめてみませんか？

「ここは職場なんだから、感情的になってはいけない」「職場では気持ちのコントロールをしなければいけない」、そうやって自分が勝手に決めたルールを壊してみませんか？

あなたの職場にも、空気が読めなくて、すぐ感情的になる大人気ない人がいるのでは？

できれば、その人の真似をしてみてください。初めは「絶対に無理」だと拒絶反応が出てしまうかもしれません。「職場で感情的になって、自分の言いたいことばかり言うなんて最低！」と思うかもしれません。

でもあえてそれをやってみてください。しばらくすれば慣れてきます。そして、状況が少しずつ変わってきます。

私もかつては職場で「いい人」をやっていました。本当は自分の意見もあるし、言いたいこともありました。けっこう辛辣なことを思っていたこともあります。でもそれを言ってしまったら、確実に嫌われると思っていました。周りが引いていくのではないかと思っていました。だから言えずに、なるべく周りの人の意見を尊重して、自分の意見を言うことは稀でした。

そうしたら、いつの間にか、存在感のない人になっていました。面と向かって「存在感がないよね」と上司から言われた、その言葉にひどく傷つきました。こんなにまわりに気を遣っているのに、存在感がない人なんて悲しすぎます。

「いてもいなくてもいい人」と思われているのかと、会社に行くのが辛くなりました。

そこで、カウンセリングや心理学の勉強を始めて、自分の意見を言うことや、自分を出すことの大切さを学びました。それから徐々に会社でも自分を出せるようになりました。

慣れないうちは、意見を言うことや、自分を出すのは怖いことでした。でも意識して、お客様に対してでも、思っていることをなるべく言うようにしました。面接で通過しない理由など、本人のために必要であれば事実を率直に伝えるようにしました。

当初はクレームがくるのではないかとビクビクしていましたが、そのうちにお客様から「こうやって悪いところを指摘してくれた人は初めてです。ありがとうございました」といった感謝の声が届くようになりました。

気を遣って人を立てることも大事ですが、本当に相手のことを思うならば、本音を伝えることも必要です。

いつも「いい人」でいるだけがいいとは限りません。自分の気持ちを殺して相手に合わせているのなら、もはや対等な人間関係ではなくなっています。

自分の意見を抑えているならば、意識してそんな自分はやめましょう。周りの人からどう見られるかばかりを気にして心が疲れてしまうよりも、大人気なくてもいいので、たまには感情的に怒ってもかまいません。

人のことを気遣う前に、自分の気持ちを優先してあげましょう。

② 自己開示をする

83ページの診断テストの**5**～**8**の項目のうち、3点以上（非常にあてはまる・ややあてはまる）をつけたのはいくつありましたか？

5 会社の飲み会にはできるだけ参加しないようにしている …… □
6 職場ではあまりプライベートな話はしない …… □
7 ランチの時間は一人で過ごすことが多い …… □
8 始業開始時間より15分以上早く出社することは少ない …… □

ここで、３点以上が３つ以上の項目に該当した人は、仕事とプライベートの時間を線引きしている人です。「自分の時間を大切にしている」人とも言えます。

でもこの**「自己開示をしない」ことが、職場で周りの人との距離をつくっていることがあります。**

もちろん、仕事とプライベートの時間を分けることは悪いことではありません。それでメリハリがついて効率よく仕事ができているのなら問題はありません。「会社は仕事をする場所、友達をつくる場所ではない」という割り切った考えの人もいるでしょう。

それはそれでいいと思います。

でも、カウンセリングに来られる人のなかには、職場に馴染むことができなくて、心を閉ざしている人が大勢います。

本当は一人でランチに行きたいわけではないけれど、会社の人たちと一緒にランチに行って気を遣うくらいなら、一人で行ったほうがほっとできると言います。気があう仲間と少人数で行くのならいいけど、会社の飲み会に行くと何を話していいのかわからなくなって、「私が隣の席になってしまって申しわけない」という人もいます。

これでは自分で自分のことを低く見積もっているように感じてしまいます。

そんな人は、職場で自分のことを話すことも少ないようです。なかには、周りの人がその人のことをほとんど知らない、なんてこともあるかもしれません。

別にそれでも仕事はできます。

「なんの問題もなく仕事は回っていますけど」と言う人もいるかもしれません。

でも、楽しく仕事はできていますか？

これまでを振り返ってみてください。


あなたの周りで楽しそうに仕事をしていた人はいますか？

その人のことを思い出してみてください。

その人はどんな人でしたか？

いろんな人がいると思いますが、人との距離が近い人が多いのではないでしょうか？

心をオープンにして人と関わる

職場で楽しそうに仕事をしている人の多くは、自分から壁をつくることが少なく、比較的オープンな人が多いのではないかと思います。週末にあった出来事や家族の話など、プライベートなことも含めて、自分のことをあっけらかんと話す人もいます。そんな人は、昼休みにはランチに誰かを誘って行くことが多いし、社内でも知り合いが多くいます。会社の飲み会の出席率も高いのではないでしょうか。

仕事で何か困ったことがあれば、グループや部署を超えて、社内の知り合いに助けてもらっている人もいます。家庭の事情で早退しなければならないことがあったとしても、周りの人も前から状況を知っているので、理解して協力してくれます。

こんな人のほうが得だと思いませんか？

「職場の人たちとどこか距離を感じる」と思う人は、もしかしたらあなたのほうから距離をとっている可能性があります。

「どうせ私のことなんてみんな興味がないに違いない」と思っていませんか？

自分で自分のことを認めていなかったり、自分のことがあまり好きではない人は、自己開示が苦手な傾向にあります。周りの人は興味をもってくれないだろうと思っていたり、自分のことを話しても、周りの人は興味をもっていると感じていません。だから自分のことを話すことが少なくなり、周りの人との距離も縮まりません。なんだか寂しいですね。

「会社は仕事をする場所、お金を稼ぐ場所」と割り切って、プライベートと仕事の時間を切り離すのもいいけれど、もっと心をオープンにして、人と関わってみてもいいのではないですか？

お金も情報も、人との出会いも、人が運んでくれるものです。自分から心を閉ざして、世界を狭くしてしまうのはもったいないですよね。

今の職場に馴染めないと思っているのなら、まずは周りの人に、自分のことを知ってもらうことから始めてみませんか？　同じ場所が少し違って見えてくることもありますよ。

③ 人の都合より「まずは自分が幸せに働く」ことを優先する

次の診断テストの項目についてはどうですか？

9 余裕があれば人の仕事を手伝ってあげることが多い……………□
10 夏休みや有給など、休みの取得は人を優先してあげることが多い……………□

２つのチェック項目ともに３点以上であれば、あなたは「人のことを優先してあげる」いい人です。

一見、人のことを考えられる優しい人のようですが、自分の気持ちはどうでしょう？
穏やかで幸せな気持ちで働けていますか？

この「人のことを優先する」傾向も、幸せに働くことから遠ざかる原因のひとつです。

自分の仕事が終わって、手が空いたので人の仕事を手伝ってあげるのならいいのですが、本当は疲れていて、今日は帰りたいと思っているのに、もっと大変そうな同僚を見て手伝ってしまっているのなら、少し働き方を見直してみてもいいかもしれません。

まずは自分の気持ちはどうなのか、ということです。

心に余裕がなく、疲れているときは、無理して他の人の仕事を手伝ってあげる必要はありません。

チームで仕事をしているようなときは、連帯責任も発生してくるでしょうが、仕事が遅い人や要領が悪い人の仕事をいつもカバーしてあげることはありません。

そんな同僚には仕事を早く進めるポイントなどを共有してあげるといいでしょう。それでも仕事が遅い人や一人で抱え込んでしまう人はいます。でもそれは､その人の課題です。

「いつも私ばかりが損をしている」と感じているのなら、必要以上に踏み込まなくてもいいと思います。

自分の希望や不満を伝える

例えば、夏休みのスケジュールやシフトでの出勤など、職場で何か決め事をするときに、いつも自分の都合ばかり優先する人はいませんか？

特に先輩や立場が上の人が先に休みのスケジュールを入れていると、同じ日に予定があっても、休みを取りづらくなりますよね。

こんなとき、あなたはどうしていますか？

もちろん、先に休みの予定を入れた先輩も、何か大事な予定があるのかもしれません。だから、こんなときはしっかりと話し合いをして、お互いが納得できる形で休みを決められるといいですね。

「でも、うちの会社は先輩から休みの予定を決めていくので、私たち後輩が自分たちの都合を言えるような雰囲気ではありません」という人もいるかもしれません。

職場の慣習を変えるのは難しい面もあります。それで納得しているのであればいいのですが、慣習だからと泣き寝入りして、モヤモヤしているのであれば、勇気を出して希望を伝えてみてください。

それによって、希望が通るかもしれません。あるいは、慣習は変わらず希望が聞き入れられることはないかもしれません。

それでも大事なことは、「自分の気持ちを伝えること」です。

気持ちを伝えても、思いどおりにならないときもあります。だからといって、気持ちを伝えることを諦めないでください。

言いたいことを言わずに、いつも他の人を優先していると、どんどん不満が溜まっていきます。それが何度も繰り返されると、気がついたら心身を病んでしまったり、突発的に会社を辞めてしまいます。

そうなる前に小出しに気持ちを伝えていきましょう。不満は口に出してしまいましょう。

なかには自分の権利ばかり主張してくるような人もいるでしょう。

「私は時短勤務だから、この仕事はできません」と言って、面倒な仕事を他の人に押し付けてくる人もいるかもしれません。

反対に、自分が時短勤務をしていることを負い目に感じて、周りの人に迷惑をかけないように、一人で頑張っている人もいます。

どちらも健全な働き方とは言えません。

権利は権利として主張してもいいですが、周りの人の気持ちはどうでしょう。権利ばかりを主張して面倒な仕事を押し付けてくる人とは、一緒に仕事をしたくないですよね。いつも自分の都合を優先して休みを決めている先輩を尊敬することはできないでしょう。

一方で、子どもが熱を出しているのに、周りに迷惑をかけたくない気持ちが強く、一人でなんとかしようとする人もいます。

そんな人も、実は周りに気を遣わせている迷惑な人です。

子どもが小さいうちは、周りの人や家族に負担をかけることもあるでしょう。そこに罪悪感を感じて、会社を辞めて行く人は多いです。確かに、子育てをしている時期は周りに迷惑をかけることもあります。

でも、私たちが働く期間は40年以上あります。子育ての大変な時期はほんの数年です。その間、周りの人の力を借りたとしても、残りの期間、他に困っている人がいれば、できる範囲で助けてあげればいいのです。時短勤務をしてバリバリ働けない自分を責めることはありません。もっと長い目でキャリアを考えてもよいのではないでしょうか。

少し話が逸れてしまいましたが、「どこでも誰とでも幸せに働く」ために、自分の気持ちと、自分が幸せに働くことを何よりも優先してください。そのうえで、気持ちに余裕があれば、周りの人を助けてあげてください。一緒に働きたいと思える人になってください。

自分の権利ばかりを主張してくる自分勝手な人や、一人で仕事を抱え込んで悲壮感が漂うような人とは一緒に仕事をしたくないですよね。

「まずは自分が先に幸せに働いて」穏やかな心で、周りと協働できる人になりたいものです。

④ 職場で自分の意見を言う

次の診断テストの項目についてはいかがですか？

11 会議では思いつきで発言することは少ない …………………… □
12 人が仕事でミスしているのを見つけても、指摘することは少ない ………… □

２つのチェック項目ともに３点以上であれば、あなたは職場で「自分の意見を言うことが苦手」なようです。

職場で意見が言えずに、損をしていると思ったことはありませんか？

会議の場などで自由に発言をしている人を見ると、羨ましくなったりしませんか？

「職場で自分の意見を言う」ことも、幸せに働くために大切なことのひとつです。

私も、かつては職場で思っていることを言うのが苦手なタイプでした。

あるとき、チームリーダーを任され、部下をマネジメントする立場になりました。それまでは、一人で営業目標を追いかけていましたが、チームリーダーになってからは、そのチームの目標を担う立場に変わりました。自分一人が頑張っても達成できるような数字ではありませんでした。

チームが発足してしばらく経った頃に、立て続けにチームのメンバーが退職することになりました。その穴を埋めるために、残ったメンバーで仕事をカバーしていたのですが、毎日遅くまで残業が続き、とうとう残ったメンバーから苦情が届きました。

「もうあの人とはやっていけない」と言われてしまったのです。

私もそのときは、残ったメンバーに負担をかけるのは申し訳ないと思いつつも、チームの目標を達成するために必死でした。そのため、チームメンバーの気持ちを推し測る余裕がなかったのです。

辞めた人の分まで頑張ってくれているのはわかっていても、労いの言葉が足りなかったようです。

そして、メンバーに頼むよりも、自分でやったほうが早いと判断したことは、すべて巻き取って仕事をしていました。ですから苦情が届いたときは、正直、「私もこんなに頑張っているのになんでメンバーはわかってくれないんだろう」と悲しくなりました。

それからメンバー一人一人と話をしました。

そこで気づいたのは、私の言葉が足りていなかったことです。自分なりに感謝の気持ちを伝えているつもりでいても、メンバーたちには届いていなかったのです。そして、私が大変そうなのもわかってはいるけど、言ってくれないので、何をどう助けてあげればいいのかわからないと言うのです。

チームのリーダーという立場でありながら、私は部下に遠慮していました。

「こんなに仕事を振ったら申しわけないな」「キャパオーバーでお客様からクレームがきたらどうしよう」とも思っていました。

心の底からメンバーを信頼して仕事を任せるのが怖かったのかもしれません。お客様からクレームがきて、責任を取る覚悟ができていなかったのでしょう。だから自分が引き受けて仕事をしたほうが早いと思って、仕事を抱え込んでいました。メンバーへの指示も曖昧でした。今から思えば、チームリーダーとしての自覚が足りず、保身があったように思います。

メンバーの気持ちがわかってからは、自分を変えようと努力をしました。思っていることを口に出して言うようにしました。任せられる仕事はできるだけメンバーにお願いするようにしました。

最初は、「こんな仕事まで任せてお客様からクレームがきたらどうしよう」「負担が大きいとまたメンバーが潰れてしまったらどうしよう」と、ハラハラしていました。

それでもメンバーの力を信じて仕事を任せるようにしました。

すると、お客様からクレームがくるどころか、より評価をいただけるようになりました。そして、チーム目標も達成し、常に表彰されるような高い業績が出せるようになったのです。仕事を任されることで、メンバー一人一人も、責任感とやりがいをもって取り組んでくれるようになりました。

意見の違いをおそれない

職場で自分の意見を言うことが苦手な人はいると思います。カウンセリングに来る方と話していても、職場で言いたいことが言えずに苦しんでいる人は多いです。

その原因を探ってみると、子どもの頃の出来事や、育った環境に影響を受けている人が多く見られます。

小さい頃から人見知りで、おとなしい性格の人もいますが、子どもの頃は活発だったけど、あるときイジメにあって、自分の意見を言うことをやめた人もいます。成績が良かったり、何かで先生に褒められることがあって、それが元でイジメられたという人もいます。そんな出来事があると、「人より目立ってはいけない」と思ってしまうようです。大人になってからも、そんな心の傷が原因となって、無意識に人より目立たないように振る舞い、職場で意見を言うことをおそれてしまいます。

これまでの経験から自分の意見を言うことが苦手になってしまった人もいます。でも、職場では意見を言ったり、間違ったことをしている人がいれば、指摘してあげることも必要です。後輩や部下を指導することは、リーダーや上司の仕事です。

それにも関わらず、言いたいことや言うべきことが言えない人は、仕事上の役割を果たせていない可能性があります。

「自分がやった方が早いから」「この仕事を任せてお客様からお叱りを受けるといけない」などと、自分一人で仕事を抱えて完結してしまうような人は、「仕事ができるいい人」ではなく、自分を守る保身が優っているのかもしれません。

いい仕事をしていきたいのであれば、会議や改まった場所にかかわらず、普段から思ったことは伝えていかなければなりません。意見がすれ違うことがあっても、一緒に働く人を尊重し、他の人との違いを認めていれば、お互いの考えを受け入れて新しいアイデアにつなげていくこともできます。

思っていても何も言わないことは、時として問題を生みます。自分のことも、相手のことも受け入れて、思っていることをもっと伝えていきましょう。

⑤ 失敗しないことが大事なことではない

次の診断テストの項目についてはどうでしょうか？

13 仕事でわからないことが出てきたら、まずは自分でなんとかしようとする……□
14 上司から言われた仕事はきちんとこなすことが大切だと思っている……□
15 できる限り仕事はミスなく完璧にこなしたい……□

3つの項目に3点以上該当した人は、「人に頼るのが苦手」な人、もしくは完璧主義な傾向があります。

人に頼ることが苦手だったり、**完璧主義自体が悪いことではありません**。ただ、**仕事を**

するうえでは、それが仕事をやりづらくしている原因のひとつになっています。

職場で提出物や課題の依頼があったとき、提出が早い人と遅い人はたいてい決まっていますよね。

提出が遅い人は、メールなどで提出物の依頼が来たときに、いったん確認をして、後からやろうとブックマークをつけて置いておきます。仕事が一段落したら、後でゆっくり取り組もうとするのですが、次から次へと違う連絡ややるべき仕事が増えてきて、気がつけば提出期限ギリギリになって催促される、といったパターンです。

一方、提出が早い人は、メールで連絡を受けて、開いた瞬間に対応をします。一度ブックマークをつけて後からやろうとすると、2度メールを開くことになり、それだけ手間がかかります。完璧にきちんとすることが大事な場面なのか、スピードが重要な場面なのかを瞬時に判断します。そこまで正確さが求められていない場合は、スピードを重視して、とりあえず提出します。

重要で正確さが求められる仕事をしているときは、そもそも他のメールを開いたりなどしません。とにかく行動が早いのです。行動が早いことで、提出物が期限ギリギリになることもなく、他の仕事にも落ち着いて取り組めます。

また、「人に頼ることが苦手な人」は、わからないことや苦手な仕事が回ってきたときに、まず自分一人でなんとかしようとします。マニュアルを引っ張り出してきたり、ネットで調べたりと一人で格闘しています。

一方、わからないことや苦手なことも、躊躇なく人に聞ける人がいます。

以前、同僚でエクセルが苦手な人がいました。過去のデータを分析して、報告書を作る場面で、必要な機能が使えませんでした。

彼女がまずはじめにやったことは、社内でエクセルが得意な人を探すことでした。周りに「こんな報告書を作りたいんだけど、誰に聞いたらいいと思う？」と声をかけて、挙がってきた名前の人を訪ねていきました。

しばらくすると、その人が彼女の席までやってきて、エクセルの使い方を教えていました。そのうち、また違う人がやってきて、何かを教えていました。そんな場面を何度か目にしていましたが、あっという間に彼女はエクセルを使いこなせるようになっていました。

どう見ても、苦手なことは得意な人に聞いたほうが早いですよね。でも誰でもすぐに人に聞いたり、頼ったりできるわけではありません。

完璧を目指さなくていい

私のところに相談に来られる方のなかにも、完璧主義で人に頼るのが苦手な方が大勢います。そんな方には頑張り屋さんが多いようです。

子どもの頃から優秀で学校の成績も良かったけれど、何をしてもお母さんから褒めてもらえなかったと思っている人がいます。お母さんなりに褒めてはいたのでしょうが、本人は自分が欲しかった形での愛情はもらえていないと思っているようです。

または、自営業や共働きなどで忙しく、お母さんからあまりかまってもらえなかったと思っている人もいます。世間体を気にしたり、厳しいお母さんのもとで育った人も、「お母さんから褒めてもらいたい」「お母さんに認めてもらいたい」という欲求があります。

「お母さんから褒めてもらいたい」「お母さんに認めてもらいたい」と願っている人は、大人になってからも、誰かに認められるために仕事を頑張ります。そして、十分に成果を出しても、もっと頑張らないと認められないという恐怖から、完璧を求めて頑張り続けます。

こうやって無意識に完璧主義で頑張り屋の、人に頼るのが苦手な人が出来上がります。

こういう人は、他の誰かに評価されることよりも、自分で自分を認めてあげることが先です。

ところが本人は頑張りが足りないと思っているので、なかなか自分のことを認められません。できていることよりもできないことに目を向けがちです。自分に対するハードルが高く、厳しい傾向があります。職場でも知らぬ間に自分で自分を追い詰めていることもあります。

なんだか息苦しいですよね。

他にも、失敗することを極度に恐れる人がいます。過去にどこかの場面で、頑張っているのに人からバカにされたり、陰口を言われた経験があるようです。

自分が完璧主義で「人に頼るのが苦手」だと感じているのであれば、意識して自分への要求のハードルを下げてみてください。完璧を目指さず、人に頼る練習をしてみてください。

「失敗したらどうしよう」という気持ちから、人に仕事を振るのが苦手だったり、先回りしてリスクヘッジをする人もいます。でもそれが、自分を苦しくしている原因なのです。

「他の人より仕事が多い」「遅くまで残業しないと仕事が終わらない」と感じている人も、もっと仕事を人に任せてもよいのではないでしょうか。100%を目指さなくてもよいのです。

失敗することを恐れて、完璧に仕事をしていると、スピードが遅くなってしまいます。人に頼らず、迷惑をかけないように一人でなんとかしようとする人ほど、周りは迷惑だったりもします。

もっと人に頼って、わからないことや苦手なことは人に聞いて、自分に優しくしてあげましょう。

自分に優しくなれると、人の失敗にも寛容になれます。人にも優しくなれます。

もっと自分を緩めて、自分を認めてあげましょう。

⑥ ダメなところや短所は直さなくていい

次の診断テストの項目についてはいかがでしたか？

16 苦手なことやできないことはできるだけなくそうと努力している …………□
17 自分の短所はなるべく改善しようとしている ……………………………□

２つのチェック項目ともに３点以上であれば、あなたは自分のダメなところや「短所を直そうと努力している」人です。

仕事をしていくうえで、ダメなところやできないこと、短所を直さないとますますダメな人になりそう、と思ったのではないですか？

でもこれを直そうとすればするほど、「幸せに働ける人」から遠ざかっていきます。

派遣社員として営業事務の仕事をしている30代後半の女性からの相談です。

もともと正社員として15年以上事務職の仕事をしていましたが、他にやりたい仕事が見つかって、チャレンジすることになりました。サービス業の仕事に就き、店舗での経験を積んだ後に独立したいと考えていましたが、実際にやってみると、思っていたよりも身体に負担がかかり、独立してやっていくことは難しいと思ったそうです。

そこで、やはり事務の仕事に戻ろうと、派遣社員として登録し、企業で働くことになりました。最初の派遣先は職場の人間関係にも恵まれて、楽しく仕事をしていましたが、会社の都合で契約期間が満了となり、次の派遣先に移ることになりました。

次に行った会社は外資系の会社で、未経験の営業事務の仕事をすることになりました。経験がない仕事内容だったので不安でしたが、派遣元の担当者から、「未経験でも大丈夫。丁寧に教えてくれるから」と言われ、仕事を引き受けました。

ところが実際に派遣先の会社に行ってみると、1週間の引き継ぎの後、マニュアルを渡され、次の週からはその仕事をすることになりました。わからないことを教育担当の人に聞いても、丁寧に教えてもらえず、仕事が遅いと大きな声で叱責されるようになりました。どうにか仕事を覚えようとマニュアルを見たり、教育担当の人に質問をしたりしましたが、その度に「理解が遅い」と言われ、しばらくすると頭痛がして会社に行くのが辛くなってしまい、1か月足らずでその会社を辞めました。

次に行った会社でも同じようなことが起こりました。前任の派遣社員がエクセルスキルの高い人で、その人から仕事を引き継いだそうです。営業の人から様々な資料を作るように依頼を受けるのですが、前任者のようにはできません。PCスクールに通って勉強したそうですが、やはり前任者のように仕事をこなすことができず、会社に行くことが憂鬱になってしまったです。

そんな調子で、直近の3社は短い期間で派遣先を辞めてしまい、この先どうしていけばいいのか、悩んでいました。独身で一人暮らしをしているので、このまま仕事が続かないとお金がなくなってしまい、生活していけないのではないかと、先行きを心配していました。

実際にこういうご相談の方は非常に多いです。
こういう場合は、できないことは早めにできないと言ってしまうことです。

この方の場合も、お話をよく聞いてみると、派遣の仕事を受けるときに、エクセルのスキルに自信がなかったにもかかわらず、「勉強すればできると思います」と派遣元の担当者に伝えていました。少しでも時給が高い会社で働いて、生活の不安をなくしたかったということです。

でも実際に働いてみると、思っていたよりも難しく、わからないことを早めに聞くことができませんでした。自分で何とかしようとすればするほど上手くいかず、しまいには周りの人にイライラされて、きつく当たられるようになり、頭が真っ白になってしまったそうです。

頑張れば何とかなると思って、実力よりも難しい仕事を引き受けてしまったことが、悲劇につながりました。

自分なりの最高得点を目指そう

職場には様々な人がいます。

全体を見渡せて、電話をしながら他の人の話が聞ける人もいます。理解が早く、何でもそつなくこなせる人もいます。持久力があり、細かな仕事もミスなくコツコツと続けられる人もいます。

一方、感性が優れていて、ひらめきやアイデアで新しい商品やサービスを開発する人もいます。

人にはそれぞれ個性があります。得意なことやできることがあれば、同時に苦手なことやできないこともあります。

担当している仕事によっては、苦手なことやできないことでもしなければいけないこともありますが、できないことや苦手なことは、なるべく他の人に任せてやってもらうようにしましょう。わからないことがあれば、早めにわからないと言って、教えてもらったり、別の方法を考えましょう。

苦手なことやできないことを克服するのに時間を費やしても、生産性は上がりません。場合によっては、できることや得意な仕事に変わることを検討してもいいでしょう。

「幸せに働きたい」と思っているのであれば、苦手なことやできないことを直そうとしてもあまり意味がありません。**できないことをできるようになろうと努力するよりも、できることや得意なことを仕事にしたほうが、はるかに成果を出すことができて、幸せに働けます。**

それでも私たちは、短所や苦手なことを克服しようと努力をします。自分の性格のダメだと思っているところを直さないと、職場でうまくやっていけないと思ってしまいます。それは、おそらく子どもの頃から、親や先生から頑張るように言われてきたからです。

「授業中はおしゃべりしないで先生の話を聞きなさい」「給食では苦手なピーマンも残さず食べなさい」「○○ちゃんは算数が得意でいいわねぇ」などという、親や先生の何気ない会話を聞いて、「できない自分はダメな子だ」と劣等感を抱いたり、苦手なことを克服して、できる子になって、お母さんに褒められたい、と思って頑張ってしまいます。

本当は、運動が飛び抜けてできたり、絵を描くのが上手だったり、その人の得意なことやできることは他にもあるはずです。それなのに、みんなと同じことができるようにならなければと、苦手な分野でも平均点を目指してしまいます。

そして社会に出ても、ダメなところやできないことを直して平均点を取ろうと努力します。そうやって、個性のない息苦しい人たちが出来上がってしまうのです。

本当に幸せに働きたいと思うのであれば、もう苦手な分野で平均点を目指すのはやめませんか？

個性を殺して、できないことや苦手なことを克服しても、平均点以上にはなれません。それよりも、**もっと自分の得意なことやできることを生かして、のびのびと働ける場所で自分なりの最高得点を目指してもいい**のではないでしょうか。

個性を生かして働ける社会であれば、もっと生産性も高まり、幸せに働ける人が増えそうです。

7「人の目」より「自分はどうしたいのか」を大事にする

次の診断テストの項目のうち、3点以上はいくつありましたか？

18 上司やクライアントから怒られないように仕事をしている ……………………□
19 新しいプロジェクトや仕事に興味があっても自分から立候補することは少ない …□
20 人前で発表したり表彰されるなど、目立つ場面は苦手だ ……………………□

3点以上が3つ以上の項目に該当した人は、人に怒られないこと、「失敗しないことを大事にしている」人です。

そして、「目立つことが苦手」なタイプかもしれません。

仕事をするうえで、「人から怒られないこと、失敗しないこと」を大事にしていると、主体的に仕事に取り組むよりも、常に人目を気にしてしまいます。これだと「どこでも誰とでも幸せに働く」働き方からは、遠ざかってしまいます。

このタイプの人も、完璧主義の人と似ています。

お母さんや周りの人に認めてもらいたくて頑張ってきた人がいます。もしくは、厳しいお母さんに育てられて、上司に叱られるたびに、無意識にお母さんに叱られたあの日の恐怖と重ねているような人もいます。

過去に何か失敗した経験があって、「人から叱られたり、恥ずかしい思いをしたくない」「失敗はしたくない」という気持ちを強くもっています。

他にも、人前で何か発言をしたり、発表をすることも苦手です。なかには、かかってきた電話を取り次ぐのも、注目が集まっているのではないかとドキドキしてしまう、という人もいます。

「他人が自分のことをどう思っているか」を必要以上に気にしているようです。

「人に嫌われないか」がすべての言動の基準になっています。

ここまでくると、職場では常に緊張状態ですよね。

いろんな人の話を聞いていると、こうした「他人の目」を気にして生きづらくなっている人がけっこういることがわかります。

気づかないうちに、自意識過剰になっているようです。


長年培ってきた「他人の目」を気にする癖をすぐに直すのは難しいかもしれません。でも、自分でも窮屈で生きづらいと感じているのであれば、意識して変えていきましょう。

「他人の目」を気にするということは、「嫌われたくない」という気持ちが強いからではないですか。

人間誰しも、人から嫌われたくはないと思います。

でも、どんなに周りに気を遣って行動しても、あなたに悪気がなくても、あなたの言動が引き金となって、他人の心の傷を刺激することもあります。それで勝手に不機嫌になる人もいます。だから、他人が不機嫌になることは、どうしようもないことです。

他人の感情はコントロールできません。唯一コントロールできるのは、自分の気持ちだけです。

コントロールできない他人の気持ちをどうにかしようとして、神経をすり減らしても無駄なことです。

それよりも、自分の気持ちがどうなのかに意識を向けるほうが、よほど大切なのではないでしょうか。

「他人が自分のことをどう思っているか」よりも、「自分はどう思っているのか」「自分はどうしたいのか」に集中するほうが、生きやすくなると思います。

どんな仕事も自分なりに意味を見出す

仕事をしていると、やりたくないことでもしなくてはならないこともあると思います。そんなときに、嫌々仕事をしてもはかどりません。会社や上司からの「やらされ仕事」は進まないものです。

私が以前、英会話学校のスクール・マネージャーとして働いていたときのことです。

毎年決まった時期に「お友達紹介キャンペーン」がありました。その期間、スクールに通ってくれている生徒さんたちに声かけをして、知人を紹介してもらい、紹介してくれた人が入会をすれば商品をプレゼントするというものでした。

私は年に2回あるこのキャンペーンが苦手でした。会社から言われて渋々生徒さんに声をかけていました。なぜなら、知人を紹介してと生徒さんに声をかけることが、なんだか生徒さんを嫌な気持ちにさせているのではないかと思っていたからです。

でもあるとき、キャンペーンが好調な別の学校のマネージャーから、こんな話を聞きました。

「声をかけた生徒さんの知人が英会話に興味があって、入会してくれたら、入会した人は英会話を始めるきっかけがつかめるし、紹介した生徒さんも商品がもらえて、みんながいい思いをするよね」と。

こんな気持ちで生徒さんに声をかけているそうです。同じように声をかけるにしても、私は生徒さんに煩わしい思いをさせて申し訳ないという気持ちで声をかけていましたが、全く違う気持ちで声をかけている人がいたと知って、驚きました。

私はそれから、生徒さんに声をかけることに躊躇がなくなり、お友達紹介キャンペーンも順調に紹介してくれる人が増えていきました。

同じ仕事をするにしても、自分が納得して仕事をしているか、やらされ感で仕事をしているかによって、成果は違ってきます。

どんなに小さな仕事でも、「会社の指示だから」と言って仕事をするよりも、そこに自分なりに意味を見出せるようになると、仕事の楽しさや成果も変わってきます。納得できない仕事であっても、そこに意味を見出す工夫をしてみてはいかがでしょうか？

それがどうしても無理なようでしたら、思い切って捨てる勇気を出してもいいかもしれません。

上司に怒られるかどうかではなく、その仕事を本当にやる意味があるのかどうか、本質を見極める力をもっていたいものです。

チャンスをつかめる人とつかめいない人の違い

チャンスをつかめる人と、つかめない人の違いはなんでしょうか？

新しいプロジェクトや仕事などに参加する人を募集しているとき、それがやりたい仕事だったとしたら、すぐに手を挙げられますか？

チャンスをつかめない人は、自分にできるかどうか、失敗しないかどうか、先にリスクを考えます。

「こんな自分が手をあげて周りの人はどう思うだろうか？」とやはりここでも他人の目を気にする人もいます。そうやってあれこれ考えているうちに、チャンスを逃してしまうことがあります。

一方で、目の前にきた**チャンスをつかめる人は、日頃から自分が何に興味をもっていて、どうなりたいのかを知っています。**だからチャンスが目の前にきたときに、躊躇なく手を挙げることができます。

他人の目を気にするより、「自分がどうしたいのか」を優先しているので、考える時間が短く、行動するのが早いのです。だから自然とチャンスをつかむこともできるようになります。たとえ失敗したとしても、自分が納得して参加したことなので、後悔することが少ないのです。だからまた次のチャンスがきたときに、恐れることなくチャレンジすることができます。

何か新しいことを始めるときや、人前で何かをするときは、誰だって緊張したり怖くなったりします。でもそのときに、自分を信用できれば、やり遂げられるのです。

なかには良かれと思って忠告してくる人がいれば、嫉妬をして足を引っ張る人もいます。でもそこで「他人の目」を気にしていては、何もできません。

自分以外の人は、あなたのことを見たいように見ます。言いたいように言ってくることもあります。それでも、「自分はどうしたいのか」を大切にして、心の声に従って進んでください。

私たちは自分の人生しか生きることはできません。他の人にどう思われるかよりも、自分の気持ちに忠実に、自分の人生に集中していきましょう。

「どこでも誰とでも幸せに働く」ための7つの思考法

ここまで読んでいただいて、いかがでしたでしょうか？

「どこでも誰とでも幸せに働く」ためには、もっと人の気持ちを汲み取る力をつけたり、自分のダメなところや苦手なところを克服しないといけないのではないかと、思っていませんでしたか？　実は、その逆なんです。

もうすでに「自分の気持ちを優先して、職場でも言いたいことは言えている」、という人はそのままで大丈夫です。

でも、職場の人間関係に悩んでいる人や、職場ではなんだか自分が出せていないと感じている人の多くは、知らず知らずのうちに「いい人」になってしまっています。

改めて、「どこでも誰とでも幸せに働く」ための7つの思考法をまとめておきましょう。

①人に合わせる生き方をやめる

職場では、人の顔色を見て、気遣いをして、「いい人」でいれば、人間関係がうまくいくのではないかと思いがちですが、そうとばかりは言えません。時には職場でも感情的になって、言いたいことを言ってもいいのです。人に合わせる生き方から、自分を表現する生き方に変えていきましょう。

②自己開示をする

職場の人と距離を感じるときは、自分から距離をおいている可能性があります。自分で自分のことを低く見積もっていたり、自分のことが好きになれないときは、どうしても自分のことを人に話すのを躊躇してしまいます。そんなときでも、できるだけ自分を認めて、周りの人に自分を知ってもらうことから始めてみましょう。

③人の都合より「まずは自分が幸せに働く」ことを優先する

会社の慣習を覆すことは難しいことがあります。上司や先輩の都合を優先しなければならない場面もあるでしょう。でも、希望や不満は溜め込まず、口に出して言いましょう。

わかってくれないからと諦めたり、拗ねたりしても事態は変わりません。諦めずに繰り返し伝えることが大事です。

4 職場で自分の意見を言う

リーダーや上司になる人は、指示をしたり、人の間違いを指摘することも仕事のうちです。意見を言わないことは、時に問題を生むこともあります。考えがまとまっていなくてもいいのです。言いたいことや意見は積極的に言う練習をしていきましょう。

5 失敗しないことが大事なことではない

仕事は完璧に、きちんと、失敗をしないようにすることがいつも大事なわけではありません。完璧さよりもスピードが求められるときもあります。わからないことや苦手なことは人に聞いたり頼ってもよいのです。迷惑をかけないように、一人でなんとかしようとする人のほうが迷惑なときもあります。

⑥ダメなところや短所は直さなくていい

できないことはできないと早めに言いましょう。ダメなところやできないことをなんとかしようと直すよりも、受け入れてしまいましょう。人間誰しも、できることもあればできないこともあります。個性を認めてできることや得意なことを伸ばしていきましょう。そのほうが生産性が上がり、良い仕事ができます。

⑦「人の目」より「自分はどうしたいのか」を大事にする

「やらされ感」で仕事をしていても、良い仕事はできません。与えられた仕事は、どんなに小さなことでも、自分なりに意味を見出しましょう。そして、「他人の目」を意識するよりも、「自分はどうしたいのか」を常に意識しておきましょう。そうすることで、チャンスが目の前にきたら、すぐにつかめるようになります。

「どこでも誰とでも幸せに働く」とは、ダメなところや短所、できないことも含め、自分を受け入れることです。そんな自分を隠さず、周りの人に自分を開いていくことです。言いたいことは言うようにして、人と自分の違いを認め、お互いを尊重していくことです。

第4章

誰でも一瞬で
人間関係が好転する3ステップ

職場の人間関係がうまくいかない原因を知る

あなたは自分のことをどんな人間だと思っていますか？

「職場では自分を出すことが苦手だけど、家族や親しい友人の前だと、結構天然キャラだと言われる」とか、「家でも会社でもよく喋る賑やかな人」など、周りから言われたりするうちに、自分でもある程度キャラクター設定をしていませんか？

「自分で自分のことをどんな人だと思っているか」をセルフイメージと言います。

どんなセルフイメージをもっているかによって、職場で発揮する能力も違ってきます。

例えば、自分のことを「つまらない人間」だと思っているAさんと、自分のことを「誰からも愛される素晴らしい存在」だと思っているBさんがいるとします。新しいプロジェクトのリーダーを任されたとき、それぞれどのような振る舞いをするでしょうか？

【Aさんの場合】

●自分には価値がないと思っているので、意見を言うことができない。

●反対意見が上がってきたら批判されていると思い、自信をなくしてしまう。

●メンバーが思いどおりに動いてくれないのは、自分をリーダーだと認めてくれていないからだと憤りを感じてしまう。

●わからない仕事が出てきたら、無能だと思われないように家に帰って勉強する。

【Bさんの場合】

●自分が意見を言うことで、より良い方法が見つかるかもしれないと思っているので、積極的に発言ができる。

●反対意見を言う人がいたら、参考にして再度もっと良い方法につながらないか考えてみる。

●メンバーが思いどおりに動いてくれないときは、何が課題になっているのかを一緒に探り、解決しようと働きかける。

●わからない仕事が出てきたら、メンバーに声をかけて、わかる人に教えてもらう。

セルフイメージが低いAさんとセルフイメージが高いBさんとでは、同じ立場になったとき、捉え方や振る舞い方がかなり違ってきます。当然、仕事の成果も違ってきます。

なぜこのように、セルフイメージが高い人と低い人がいるのでしょうか?

人は生まれてからこれまで、さまざまな経験をします。

例えば、小学校のときに生徒会長として活躍するうちに、「自分は人の上に立つ存在だ」と思うようになった、という人がいるかもしれません。中学生になって好きな人に告白されて、「私は人から愛される存在だ」と思うようになった人もいるでしょう。

その一方で、優秀な兄弟姉妹と比較されて、「私は何をやってもダメな人間だ」と思うようになった人がいるかもしれません。友達からいじめを受けて、「私はいないほうがいい存在だ」と思うようになった人もいるでしょう。

このように、人生のなかで経験したインパクトの大きい出来事や、親や学校の先生などから繰り返し言われてきたことに影響を受けて、セルフイメージは徐々につくられていき、大人になってからもさまざまな経験を重ねて、より強化されていきます。

個人カウンセリングにお越しいただいた方のなかに、こんな人がいました。

40代前半のその女性は、子どもの頃お母さんの厳しい躾に耐えていました。小学校低学年のとき、テストでかなり悪い点を取ったことに激怒し、「こんな点数をとってお母さんは恥ずかしい」と平手打ちをされた記憶がずっと残っていました。お母さんはその方が高校を出てすぐに亡くなりましたが、年の離れた妹とお父さんの面倒を見るために自分は就職をせず、家のことをするようになりました。今は妹も結婚をして独立し、好きなことをしても良い状態になりましたが、これまで正社員として働いたことがなく、仕事が見つかるのか不安に感じていました。

お話を掘り下げて聞いていくと、正社員としての経験がないことよりも、セルフイメージが著しく低いことが気になりました。お母さんが亡くなって20年以上が経った今でも、「お母さんの期待に応えたい」という思いが強いのです。お父さんからもあまり関心をもってもらえず、「私は愛されない人」という低いセルフイメージを抱いていました。そして、結婚をして自由に自分の人生を歩んでいる妹を羨ましいと思いながらも、「どうせ私は結婚できない」と思い込んでいました。

カウンセリングでは、そんな低いセルフイメージができるまでの出来事を聞いて、子どもの頃の心の傷を癒していきました。

「お母さんの期待に応えられない自分はダメな人間だ」と思ってきましたが、あの頃のお母さんは仕事が忙しくて、自分のことで精一杯だったこと、お母さん自身もまた、愛に飢えていて、世間体を気にする人だったことに気がつきました。

自分がダメなのではなく、お母さんも未熟な人だったとわかり、少し許せる気持ちになったそうです。

そんなふうに気持ちに変化が現れ、徐々にではありますが、お母さんからしてもらったことや、可愛がられた記憶も蘇ってきました。

そして、「私は愛されない人」という低いセルフイメージはもう手放してもいいと、思えるようになりました。

セルフイメージを書き換える3ステップ

大人になってからも「自分は愛されていない」「自分にはできない」と思っていると、そのイメージどおりの行動をしてしまいます。新しく行動を起こすことが怖くなり、チャレンジする気持ちが失せてきます。そんな状態を続けていると、セルフイメージどおりの残念な人生を歩むことになってしまいます。

それほどまでに、セルフイメージとはその人の人生に影響を与えるものなのです。言い換えれば、**セルフイメージを思いどおりに書き換えることさえできれば、思いどおりの人生を歩むことができます。**

あなたも、自分のセルフイメージを知って、そしてそれが望ましいものではないとしたら、新しいセルフイメージに書き換えて、新しい自分を生きてみたいと思いませんか？

セルフイメージを書き換える3ステップ

【ステップ1】

現在のセルフイメージを知る

- どんな環境でどんな人と働いている？
- どんな行動をしている？
- どんな能力を発揮している？

などを自分に問いかけ認識する。

↓

【ステップ2】

新しいセルフイメージに書き換え、目標を設定する

こうありたい人物像を想像する。例えば…

- 理想の著名人をイメージする。
- 身近なイメージ通りのキャラクターを想定する。

など、なりたい自分の姿を決める。

↓

【ステップ3】

新しいセルフイメージを生きる

ステップ2で設定した人物像の価値観や考え方を確認し、できるだけ近づけるよう意識しながら生活する。

【ステップ１】現在のセルフイメージを知る

今現在、自分はどのような状態なのかを知ることから始めます。

ここでは特に、仕事をしている自分のセルフイメージを見ていきましょう。

仕事をしているあなたが、自分のことをどんな人だと思っているのかを知る作業です。

どのような環境で働いているか、どのような人に囲まれているか、どのような行動をしているか、どのような能力を発揮しているか、どのような価値観をもっているか、そこから、今のあなたのセルフイメージを認識していきます。

目的地にたどり着くためには、まずは現在地を知ることが大切です。

Q1　あなたはどんな環境で働いていますか？

●会社の場所はどんなところですか？
●会社の建物はどんな感じですか？
●年収はいくらですか？
●一緒に働いている周りの人はどんな人が多いですか？
●周りの人の口癖やよく聞く言葉はどんなものですか？

Q1　どんな環境で働いていますか？

Q1　回答例
- 東京駅八重洲口から歩いて5分の場所
- 5階建ての築30年ぐらいの雑居ビルの4階
- 年収420万円、ボーナスなし
- 40代以上の男性が半数以上。女性は自分を入れて3人。50代の経理の女性と23歳の高卒の事務職の先輩。私より一回り年下。
- 口癖は、「しんどい」「だるい」

Q2　その会社、環境のなかで、あなたはどんな行動をとっていますか？　もしくは、どんな行動がとれていませんか？

●朝出社したとき、どんな行動をとっていますか？
●仕事中にどんな行動をとっていることが多いですか？
●お昼休みはどのように過ごしていますか？
●普段何気なく、どんな行動をとっていますか？
●会議やミーティングの場では積極的に発言をするほうですか？
●電話が鳴ったら、積極的に取るほうですか？　それとも取り次いでもらうほうが多いですか？
●仕事の要領は良いほうですか？　悪いほうですか？
●本当はしたいと思っているのに、できていないのはどんなことですか？

Q2　会社（環境）のなかでどんな行動をとっていますか？
もしくは、どんな行動がとれていませんか？

Q2　回答例

- 朝出勤したら、みんなに向かって「おはようございます」と言っている。
- 仕事中は自分の仕事に集中していることが多い。
- 暇なときはネットサーフィンをして過ごしている。
- お昼は女性3人で近くの店のランチに行くことが多い。
- 集中力が切れたら、コーヒーを入れて休憩を取ることが多い。
- 会議の場ではあまり発言をしない。話を振られたら、みんなが反対しなさそうな無難な意見を言う。
- なんとなく女性が電話を取ることになっている。他の2人が忙しそうなときは積極的に対応するようにしている。
- 仕事の要領は良いほうだ。
- 本当はもっと新しい研修など、クライアントに役立つカリキュラムを提案したい。

Q3　その会社、環境のなかで、あなたはどんな力を発揮していますか？
もしくは、本当はできるのに発揮していない能力はありますか？

●仕事をするうえでどんなことができますか？
●どんな能力を発揮していますか？
●本当はできるのに、必要とされていないと考え、行動に移していないことはなんですか？
●本当は得意なのに、発揮できていない能力はなんですか？

Q3　会社（環境）のなかでどんな力を発揮していますか？
もしくは、どんな能力が発揮できていませんか？

Q3　回答例

- パソコンが使える。
- クライアントの要望を汲み取って提案書が作れる。
- 悩んでいる人の話を聞くことができる。
- 初対面の人でも比較的スムーズに話ができる。
- 新しい研修カリキュラムなどを企画することができるのに、いまはその機会がない。
- 新規の営業活動をすることもできるのに、会社の方針で新規クライアントの獲得は必要とされていない。

Q4　仕事をするうえで、どんな信念や価値観をもっていますか？　どんなことを正しいと思い、どんなことを間違っていると思っていますか？

- ●仕事においてどんな信念や価値観をもっていますか？
- ●仕事をするうえで大切にしているのはどんなことですか？
- ●仕事をするうえでどんなことが（どうあることが）正しいと思っていますか？
- ●仕事をするうえでどんなことが（どうあることが）間違っていると思いますか？
- ●仕事（会社）では、何が常識だと思っていますか？
- ●仕事（会社）で「どうせ私は○○だ」と思っていますか？　○○をお答えください。

Q4　仕事をするうえでどんな信念や価値観をもっていますか？　何が正しいと思い、何が間違っていると思っていますか？

Q4　回答例

- 仕事を通して人の役に立ちたい。
- 任された仕事は責任をもってやり遂げることが大切。
- 仕事で出会う人には誠実に接したいと思っている。
- 自分の仕事をいい加減にやることは嫌だ。
- 努力をせず、人がやった仕事を横取りするような人は許せない。
- 仕事では成果を上げて会社に貢献することが大事なことだ。
- どうせ私は軽視される人だ。
- どうせ私の意見は聞いてもらえない。
- 会社の人たちから嫌われたくない。
- 責められたくない。

Q5　では、Q1～Q4までを読み返してみてください。

一言で言うと、あなたはどんな人ですか？

Q5　一言で言うと、あなたはどんな人ですか？

Q5　回答例

- 真面目で存在感のない人
- 言いたいことが言えない人

いかがでしたか？

このＱ５で出てきたのが、今のあなたのセルフイメージです。

すでに素晴らしいセルフイメージをもっている人は、そのままで大丈夫です。でも、多くの人は少し残念なセルフイメージが出てきたのではないでしょうか？

さきほどもお伝えしたように、「自分で自分のことをどう思っているか」、このセルフイメージどおりに人は自分のことを捉えて、行動をとってしまいます。残念なセルフイメージの人は、そのとおりの捉え方をして、行動をしてしまい、残念な結果を生み出してしまうのです。

もうお気づきになりましたか？

そうです。**残念な今の自分を変えたいのであれば、セルフイメージを素晴らしいものに書き換えればよいのです**。そうすれば、新しいセルフイメージどおりの捉え方、行動ができて、素晴らしい結果を生むことができるのです。

【ステップ2】新しいセルフイメージに書き換え、目標を設定する

では次に、新しいセルフイメージに書き換える方法を見ていきましょう。

仕事をするうえで、どんな人になりたいのかをまず決めます。

あなたにも、憧れている人が一人や二人はいるのではないでしょうか？　そんな憧れの人をイメージして、こらから新しいセルフイメージをつくっていきます。

これまでに出会った素敵な先輩や、同僚でもかまいませんが、できれば極端なぐらいに憧れる人、こんなふうになれたらどんなによいだろう、と思う人をイメージするとよいかもしれません。

もちろん、身近な人でもかまいませんし、憧れのタレントや俳優、女優、キャラクター、

歴史上の人物でもかまいません。また、それらの人を統合したようなイメージでも大丈夫です。これから働いていくうえで、なりたい憧れの人物像を設定してみてください。

私がこれまでカウンセリングをしてきた人のなかには、スティーブ・ジョブズや、ココ・シャネル、お釈迦様、といった偉人を設定した人もいます。

もし、どうしてもイメージができないということであれば、Q5で出てきた今の自分のセルフイメージと真逆の人物像を設定してもよいでしょう。

例えば、「言いたいことが言えない人」というセルフイメージが出てきたのであれば、真逆の「言いたいことを言う人」を設定してみるとよいと思います。どんなときでも自国を優先し、言いたいことを言っている、アメリカのトランプ大統領を設定してもいいでしょう。そうすると、「トランプ大統領だったら言いたいことが言えないなんてことはないよね」、「人から批判を受けたら、すかさず自分の正当性を訴えるよね」というように捉え方や行動を変えていくことができます。

最初は好き嫌いや抵抗があるかもしれませんが、極端に真逆なくらいの人をイメージしてみると効果的です。

では、具体的なやり方を一緒に試してみましょう。

Q6　仕事をしていくうえで、なりたい人、憧れの人は誰ですか？　もしくは、Q5で出てきた今のセルフイメージと真逆の人は誰ですか？

Q6　仕事をしていくうえで、なりたい人、憧れの人は誰ですか？　もしくは、Q5で出てきた今のセルフイメージと真逆の人は誰ですか？

Q6　回答例

- スティーブ・ジョブズ
- ココ・シャネル
- お釈迦様
- トランプ大統領

しっくりくるイメージの人やキャラクターは設定できましたか？

設定ができたら、今度はこの新しい人物やキャラクターを自分のなかにインストールしてください。うまくイメージできないという人は、この新しい人物のなかに、まるで着ぐるみのなかに入るかのように、自分が入り込んで、この人の目線で物事を見るようなイメージをするといいと思います。

この、新しく設定した人物やキャラクターであれば、自分のことをどんな人だと思うでしょうか？

これが新しく書き換えたセルフイメージになります。

この人であれば、どのような価値観をもっていて、どんなふうに世の中を見ているか、どのように物事を捉えるか、なりきって考えて見てください。きっと今までとは違った価値観や考え方で生きているはずです。

この、新しいセルフイメージ、価値観、考え方で生きることで、これまでと同じことが起きても捉え方が変わってきます。そうすると行動も変わってくるはずです。

その結果、これまでとは違う結果や成果になるのではないでしょうか。

【ステップ3】新しいセルフイメージを生きる

新しいセルフイメージでのキャラクターを明確にします。

Q7　新しく設定した人物は、仕事をするうえでどんな信念や価値観をもっていますか？　どんなことが正しくて、どんなことが間違っていると思っていますか？

- 仕事においてどんな信念や価値観をもっていますか？
- 仕事をするうえで大切にしているのはどんなことですか？
- 仕事をするうえでどんなことが（どうあることが）正しいと思っていますか？
- 仕事をするうえでどんなことが（どうあることが）間違っていると思いますか？

Q7　新しく設定した人物（キャラクター）は、仕事をするうえでどんな信念や価値観をもっていますか？　何が正しいと思っていて、何が間違っていると思っていますか？

Q7　回答例

- 自分がこだわる最高のものを作って世の中に広めたい。
- 女性が機能的に働けるような服を作りたい。
- 与えられた環境のなかで、自分ができることを精一杯して世の中に貢献できる人になりたい。
- 自分が思ったことを世の中に発信して、自分も周りの人も好きなことができる環境を作りたい。

いかがですか？

新しいセルフイメージに変わると、価値観や考え方も変わってきませんか？

同様に、新しいセルフイメージで生きれば、どんな能力を発揮できるのか、どんな行動をとるのか、どんな環境でどんな人に囲まれて働いているのか、想像してみてください。きっとこれまでのあなたの考え方や行動とは違ってくるはずです。

このように、「自分で自分のことをどう思っているか」、**セルフイメージを新しく理想のものに書き換えるだけで、価値観や能力、行動、環境、結果も変わってきます。**

このように、人はセルフイメージによって変わっていきます。でも、今まで何十年もかけて培ってきたセルフイメージを書き変え、すぐに新しいセルフイメージを定着させるのは難しいかもしれません。

それでも、「私は新しい理想のセルフイメージに変わる」と決めてください。決めて行動することで、変わっていきます。

これまでのネガティブな考え方の癖が出ることがあっても、「ああ、また古いセルフイメージで考えてしまった」ということが自覚できるようになれば、自分で気づいて変えていくことができます。それを何度も繰り返していくうちに、やがて理想のセルフイメージが定着してくるのです。

これまでの考え方の癖がどうしても出てしまう、という人は、環境や行動から変えていってもよいでしょう。

例えば、思い切って前から住んでみたいと思っていた所に引越しをするとか、会社をすぐに変えることはできなくても、プライベートで興味があった習い事を始めてみるなど、付き合う人たちを変えてみることも効果的です。

よく自分の周りにいる10人の年収を平均すると、自分の年収になるといわれます。それぐらい、人は普段から一緒にいる人や付き合う人の影響を受けています。

ちなみに、私は独身のときに、前から住みたいと思っていた街に思い切って引越しをしました。引越しをするときは会社員として働いていましたが、将来いつかはカウンセラーとして独立したいと思っていました。カウンセラーとしてお客様を自宅に招くのであれば、どんな間取りがいいか、どんなインテリアがいいかをイメージして、引越し先を決めました。

すると、引越しをして半年も経たないうちに今の夫と出会って結婚が決まり、それから6年ほどで念願のカウンセラーとして独立を果たすことができました。

このように、引越しや転職、付き合う人を変えるなど、先に自分がなりたい姿をイメージして、理想どおりの環境に変えてみるのも、なりたい自分になるための変化を加速します。

あなたも、なりたい理想の自分であれば、どんな環境で働いているか、どんなところに住んでいるか、どんな人たちに囲まれていたいかをイメージして、行動してみてはいかがでしょうか？

新しいセルフイメージに変えて、生まれ変わる覚悟はできましたか？

本来の自分を受け入れて生きていく

そうは言っても、すぐに新しいセルフイメージで生きていくことが難しいときもあるでしょう。ダメな自分を責めてしまったり、落ち込むときがあるかもしれません。

そんなときは、無理にポジティブな気持ちになろうとせず、今の落ち込んでしまっているネガティブな気持ちを感じてください。

仕事で失敗をしてしまって、情けないと思っている気持ちを、他の何かをすることで紛らわせるのではなく、その情けなくて悲しい気持ちを十分味わうのです。

上司から理不尽なことで叱られて、怒りが湧いてきているのであれば、その気持ちを無理に沈めようとせず、外に出してあげてください。そんな悲しい気持ちや怒りの感情をなかったことにして、大人の対応を続けていくうちに、置き去りにされた気持ちがくすぶり続けて、心身に悪影響が出てしまうこともあります。

だから、まずはその悲しみや怒りを癒してあげることが先です。身近な人に話して解消してもいいですし、誰にも話せないときは、自分で自分を癒してあげてください。

このように、悲しみや怒りの感情が湧いてきたときは、そのネガティブな気持ちを感じてください。他のことでごまかしても、行き場のない気持ちは、どこにも行けないまま、あなたのなかに燻り続けます。

幼稚園から小学校1年生ぐらいの頃の小さな自分を想像して、心の傷を癒してあげるワークも効果的です。簡単にご紹介します。

自分の部屋などの落ち着ける場所でリラックスして座り、深呼吸をしてください。

気持ちが落ち着いてきたら、小さい頃の自分が目の前に立っているという状態をイメージしてみてください。

その子の表情から、どんな気持ちでいるのかを感じてみてください。

その子が言いたいことに耳を澄ませてください。

どんなことを訴えていますか？

そして、その子がいちばんかけてほしい言葉を言ってあげてください。

「○○ちゃんはよく頑張ったね」

「○○ちゃんは間違っていないよ」

「○○ちゃんのこと、大好きだよ」

目の前の小さなあなたの気持ちが落ち着くまで、何度も優しい言葉をかけてあげてください。そして、その子が穏やかな表情になってきたら、しっかりと胸に抱きしめて、ゆっくりと自分のなかに戻してあげてください。

やがてあなたのなかで一体となって、落ち着きや安心感が戻ってくるでしょう。

見えない未来に不安を感じている人もいるかと思います。

これからもずっと今の現状が続いていくのだろうか？　この先、不景気になって今の会社にいられなくなってしまったらどうしよう。老後は大丈夫なのかしら。

そんな先の見えない未来の不安を感じて悩んでいる人から相談を受けることもあります。

そんな人にお伝えしているのは、「**今、この瞬間を生きる**」ことです。

今、この瞬間、着る服があること。働く場所があること。雨風をしのげる屋根のある部屋に住んでいること。こうやって本が読めていること。今、あなたがもっているものに目を向けることが大切です。

今あるものに意識がいくと、一瞬、先の不安から逃れることができたはずです。将来を不安に感じたり、過去に起こった出来事を思い出して後悔しているときは、「今ここ」に意識がありません。「今ここ」に意識を向けて、**今あるものに感謝ができると、その瞬間は過去や未来を想像して不安になることはありません。**

感謝をしながら同時に不安を感じることはできないからです。

だから、先の見えない未来に不安を感じるときは、どうか今現在に意識を向けて、今あるものに感謝をしてください。すぐには難しくても、やがて不安を感じる時間が少なくなっていくと思います。

こうして、私たちは、ダメな自分やすぐ不安になってしまう自分も受け入れて生きていくのです。

こんなダメなところや弱いところもあるけど、できることや人に優しくなれるときもある自分を知っています。こんな欠点だらけで、すぐに落ち込むけれど、優しさに溢れている素晴らしい自分も受け入れてあげてください。

どうか**欠点のない完璧な人間を目指さないでください。**そんな完璧な人間はいないし、いたとしても魅力が感じられないと思うのです。

ぜひ、なりたい自分をイメージした、新しいセルフイメージで生まれ変わってください。ただ、それは、欠点のない完璧な人間ではなく、弱い部分やできないこともあるけど、それを隠さない、オープンな心をもった人間です。

第5章

「幸せな働き方」を実現する方程式

「会社選び、仕事選びの3つの軸」を知る

転職理由でも上位に上がる「職場の人間関係」がうまくいくようになると、働くうえでの悩みの大半は解決されます。しかし「職場の人間関係」がうまくいっていても、会社を辞めたいと思う人はある一定数出てきます。それはいったいどんな理由からでしょう?

「家族が増えるので、もっと年収を上げたい」という人や、「結婚するので、彼女の地元に戻って仕事を探したい」という人、「前からやりたかった、違う業界の違う仕事で実力を発揮したい」という人などさまざまです。

このように、「どこでも誰とでも幸せに働く」うえで、「職場の人間関係」と並んでもうひとつ大切なことがあります。

それは、就職や転職など会社や仕事を選ぶとき、「自分にとって働くうえで何を大切にしたいのか」、つまり「会社選び、仕事選びの軸」です。

「会社選び、仕事選びの軸」を具体的に言うと、「やれること」「譲れないこと」「やりたいこと」の3つから成っています。

この3つの軸のどの部分を大切にしたいかは人それぞれです。ただ、会社や仕事を選ぶうえで、この3つの軸のどこを大切にしたいのか、しっかりと優先順位が決まっていないと、仕事をしていても納得感が得られず、不満が高まるケースが多いように感じます。

第2章の「あなたが会社を辞めたいと思う理由は何ですか?」でもお伝えしましたが、現状に不満をもっていて、それを変えたいという対処療法的な転職をしている人が非常に多いように思います。

その結果、目の前の不満は解消できたとしても、会社に慣れて少し落ち着いてきたら、今度は「仕事にやりがいが感じられない」などと言った別の理由で、また現状に不満を感じ始める人が出てきます。

このようにならないために、自分にとっての「幸せな働き方」とはどんなものなのか、あなたが大切にしたい「会社選び、仕事選びの軸」を知っておくことが重要なのです。

自分だけの強みを知ろう

それでは、「会社選び、仕事選びの軸」の1つ目、「やれること」から見ていきましょう。

この「やれること」とは、あなたのこれまでの職務経験から、「次の会社に行ってもやれること」や、「特技、強み」などのことを言います。仕事に活かせる資格などもこれに当てはまります。

転職市場では、この「やれること」を採用する企業側は特に重視しています。中途採用であれば、「即戦力」としてどんなことができるのか、どんな貢献をしてくれるのかを、書類選考や面接で確認します。

ですから、スムーズに次の転職先を見つけたいのであれば、これまでと同じ業界で、同じような職種から探すのが、いちばん転職しやすいのです。つまり、採用する企業側も、ある程度その人の「やれること」が見えているからです。

「やれること」は２つに分解することができます。１つは「テクニカルスキル」、もう１つは「ポータブルスキル」です。

「テクニカルスキル」は業務遂行能力ともいわれ、仕事を遂行するうえで必要な専門知識や経験、技能のことです。業界や職種によっても異なります。

「経理経験」「ネットワークエンジニア経験」「法務知識」「ＴＯＥＩＣ８００点」などといった、業務経験や知識、業務に必要な資格なども含まれます。

これに対して、「ポータブルスキル」とは、業界や職種が変わっても通用する、「持ち運び可能な能力」のことを言います。似たような意味で「トランスファラブルスキル」、つまり「移転することができるスキル」といわれることもあります。

この「ポータブルスキル」には、「対課題スキル」「対自己スキル」「対人スキル」の３つがあります。これらのスキルは、例え会社や業界、職種が変わっても、その人が身につけている「持ち運び可能なスキル」なので、どこに行っても発揮することができます。

では、あなたが「やれること」として身につけている、「テクニカルスキル」と「ポータブルスキル」について見ていきましょう。

まずは「テクニカルスキル」について、棚卸しをしてみましょう。

これまでの仕事を通して身につけた業務経験、技術、知識、資格などを思いつく限り書き出してみてください。転職をして業界や職種が変わっている場合は、それらすべてです。

ここでは、正確に書き出すことが大切なのではなく、自分がこれまでどんなことをやってきたのか、どんなことがやれるのかを思い出すことが目的となります。

次に、「ポータブルスキル」です。

176ページに「ポータブルスキル」の例を挙げています（参考文献『本気の転職パーフェクトガイド』森本千賀子　新星出版社）。

いくつでもかまいません。自分に当てはまる、自分は比較的できている、と思う項目に○をつけてみてください。

テクニカルスキル（業務遂行能力）を思いつく限り書き出してみましょう。

《例》一般事務職経験者の場合

- 来客対応
- 電話対応
- 郵便物管理
- 書類作成
- 伝票処理
- 役員スケジュール管理
- PCスキル
  Word（文書作成、図形挿入、差し込み印刷）
  Excel（表計算、グラフ作成、ピボットテーブル）
- 日商簿記３級

ポータブルスキル【対課題スキル】

□持続力　一定の状態を継続する力
□瞬発力　集中的に能力を発揮する力
□推進力　物事を前に進める力
□変革力　物事を新しく変える力
□機動力　素早く状況に対応する力
□確動力　確実に実行する力
□発想力　考えを発想、発展させる力
□分析力　物事の仕組みを解明する力

ポータブルスキル【対人スキル】

□主張力　意見や考えを言う力
□傾聴力　人の話を聴き理解する力
□否定力　意見や提言を否定する力
□受容力　人の要求を聞き入れる力
□説得力　人を納得させる力
□支援力　人や集団をサポートする力
□統率力　集団を監督・指示する力
□協調力　人や集団と力を合わせる力

ポータブルスキル【対自己スキル】

□慎重力　注意深く行動する力
□冒険力　危険を恐れず行動する力
□自制力　自分の欲求を抑える力
□高揚力　自分のやる気を出す力
□忍耐力　苦しみや怒りに耐える力
□柔軟力　変化に対応する力
□規律力　秩序通り事を進める力
□曖昧力　曖昧さを受け入れる力

いかがでしたか？

ご自身にあてはまる「ポータブルスキル」はいくつ「○」がつきましたか？

この「○」がついた部分が、あなたが会社や業界など働く場所が変わったとしても、もっていくことができるスキルです。

「会社選び、仕事選びの軸」のひとつである「やれること」について、「テクニカルスキル」と「ポータブルスキル」から、見てきました。

今回「テクニカルスキル」で書き出したり、「ポータブルスキル」で「○」をつけたりしていないけれど、あなたが子どもの頃から得意だったことや、気がついたら他の人よりうまくできていることなどが、他にもまだあると思います。

例えば、「小学校のときに作文コンクールで優勝した」とか、「昔から、絵を描いたりデザインすることが得意だ」「あなたがいてくれるだけで場が和むと言われたことがある」、などということはありませんか？

そんなあなたの、「そう言えば他の人よりも得意だ」ということを、できれば20個以上、思い出して書き出してみてください。

得意なこと、他の人よりうまくできること、人から褒められたことなどを、20個以上書き出してみましょう。

●
●
●
●
●
●
●
●
●
●
●
●
●
●
●
●
●
●
●
●
●
●
●

あなたのできることや得意なこと、強みは見えてきましたか？

このように、誰にでも他の人とは違う経験や強み、得意なことは必ずあります。この、あなただけの「できること」を生かして仕事ができるようになると、その仕事で力を発揮することができ、活躍の可能性が高くなります。

あなただけの「できること」を磨いていってください。

働くうえで「譲れないこと」を明らかにする

では、「会社選び、仕事選びの軸」の2つ目、「譲れないこと」について見ていきます。

あなたにとって、会社や仕事を選ぶうえで、「絶対に譲れないこと」とは何ですか?

「絶対に転勤はしたくない」「絶対にお給料は月20万円を下回りたくない」「絶対に通勤は1時間以内じゃないと嫌」など、譲れないことはいろいろあるでしょう。

ここで言う「譲れないこと」とは、妥協できない条件です。

この「譲れないこと」が何なのかをはっきりさせておくことも、会社や仕事を選ぶうえで重要なことです。

転職の相談に乗っていると、多くの人はまずこの「譲れないこと」を中心として求人を探します。勤務地や年収、仕事内容、通勤時間など、さまざまな「譲れないこと」があるはずです。

ただ、この**「譲れないこと」が多ければ多いほど、選択肢は狭まります。**求人数も少なくなっていきます。そして、「譲れないこと」を中心にして会社や仕事を選んだ人のなかには、最低必要条件は満たしていても、それ以上のやりがいや満足感を得ることができず、「仕事は収入を得るための手段」などと割り切った働き方をするようになる人もいます。

つまり、**自分の「譲れないこと」をはっきりと決めておくことは、働くうえでのストレスを取り除くために必要不可欠だけれど、それだけでは幸せに働けない、**というものです。

次の表に、みなさんが会社や仕事を選ぶときに「譲れないこと」としてあげる代表的な項目をあげておきました。あなたの「譲れないこと」に該当する項目があれば、その内容を記入してください。

例えば、年収は５００万円を下回りたくないのであれば、年収の項目に最低希望年収５００万円と記入してください。そして、あなたが譲れない項目すべてに、自身の「譲れない内容」を記入できたら、譲れない順番に番号を記入してください。

あなたにとって会社、仕事選びで「譲れないこと」とは？

【　】年収、給料（　　　　　　　　　　　　　　）

【　】仕事内容（　　　　　　　　　　　　　　）

【　】勤務地（　　　　　　　　　　　　　　）

【　】会社規模（　　　　　　　　　　　　　　）

【　】会社の設立年（　　　　　　　　　　　　　　）

【　】福利厚生（　　　　　　　　　　　　　　）

【　】休日（　　　　　　　　　　　　　　）

【　】社風（　　　　　　　　　　　　　　）

【　】職場環境（　　　　　　　　　　　　　　）

【　】その他（　　　　　　　　　　　　　　）

※すべての項目に記入しなくてもかまいません。

　あなたが「譲れないこと」だけを（　　　）の中に内容を記入して、【　】の中には譲れない優先順位を記入してください。

《記入例》

あなたにとって会社、仕事選びで「譲れないこと」とは？

【２】年収、給料（最低希望年収500万円）

【１】仕事内容（人事、採用の仕事を希望）

【３】勤務地（東京23区内、転勤なし）

【７】会社規模（上場企業、従業員数1,000人以上）

【９】会社の設立年（設立10年以上）

【６】福利厚生（産休、育休制度があること）

【４】休日（シフト制ではない、年間休日120日以上）

【５】社風（男女比率が半々ぐらいで明るい社風）

【８】職場環境（新しいきれいなオフィス、分煙）

【10】その他（制服なし、社食ありだとなお良し）

いかがでしたか？

あなたの「譲れないこと」は見えてきましたか？

繰り返しになりますが、「譲れないこと」が少なければ少ないほど、会社や仕事を選ぶうえでの選択肢は増えていきます。

会社や仕事を選ぶうえで、「絶対にこれは譲れない」という条件だけを決めておいて、優先順位をつけておきましょう。

やりたいことやワクワクすることを仕事にしよう

「会社選び、仕事選びの軸」の3つ目は、「やりたいこと」です。

あなたには、「やりたいこと」はありますか？

「やりたいこと」を仕事にしていますか？

こんな質問をすると、意外と「自分が何をしたいのか、何が好きなことなのか、何がやりたいことなのかがわからない」という人が大勢います。

一昔前にはなかった「YouTuber」など新しい仕事も増えてきました。今は情報が溢れている時代です。選択肢が多すぎて、「何がやりたいことなのかわからない」という人が増えてしまっていても、仕方がないことだと思います。

何も無理に「やりたいこと」を探さなくても、「やれること」と「譲れないこと」だけで仕事を選ぶこともできます。そして、ある程度幸せに働くこともできます。

でも私は、「やりたいこと」が見つかって、それを仕事にしている人は、より幸せに働ける人になっていくと思っています。

オリンピックに出場するスポーツ選手のように、子どもの頃から「やりたいこと」がわかっていて、目標に向かって進んでいける人はとても幸せな人だと思います。もともと運動神経が発達していて、得意なことだから始めたことかもしれないけれど、きっと彼らは「できることだから」とか、「譲れない条件だから」などの理由では始めていないと思います。おそらく、純粋にそのスポーツが好きだから、といった気持ちで始めて、気がついたらオリンピックに出場したり、プロとして通用するまでになったのではないでしょうか？

シアトル・マリナーズなど、アメリカ大リーグで活躍していたイチロー選手が、引退会見のときに、子どもたちに向けてのメッセージを聞かれて、こんなことを言っていました。

「自分が熱中できるもの、夢中になれるものを見つけられれば、自分の前に立ちはだかる壁にも向かって行ける」

「いろんなことにトライして、自分に向くか向かないかというより、自分が好きなものを見つけてほしい」

そう語っていたのが印象的でした。
これは、本当に好きなことを早くに見つけて、それを追い続けてきた人だからこそ、言える言葉だと思います。そして、イチロー選手が純粋に野球を愛していて、驕《おご》ることのないひたむきな気持ちで好きな野球に取り組んできたからこそ、多くの人の心に響くのではないでしょうか。

本当に好きなことや、やりたいことが見つかれば、「向いている、向いていない」ということを理由に、簡単にやめたりはしないように思います。そして、困難な場面に遭遇しても、それを乗り越えていける力が湧いてきます。それぐらい、「好きなこと」や「やりたいこと」は、人に力を与えるものなのです。

「やりたいこと」はすぐには見つからないかもしれません。「やりたいことなんて、なくてもいい」と言う人もいます。
確かにそうかもしれません。それでも、「やりたいこと」を仕事にしている人は、人生が充実して、イキイキしている人が多いのも事実です。簡単には見つからないけど、それがわかってきたときに、人生が動き始めます。
その「やりたいこと」は子どもの頃から好きだったことの延長線上にある人もいれば、得意なことやできることを仕事にして、頑張っているうちに、それが自分の「やりたいこと」だと気づく人もいます。

では、これから「やりたいこと」を見つけるワークをしていきましょう。
いくつか質問をします。あまり頭で考え過ぎずに、直感で答えてください。
あなたの「やりたいこと」が見えてくるかもしれません。

Q1　子どもの頃に好きだったこと、夢中になっていたことはどんなことですか？
また、どんなところが楽しかったのですか？
どんなところにワクワクしましたか？

Q2　これまでになりたいと思った職業や憧れていたことは何ですか？
その職業のどこに魅力を感じていましたか？

Q3　暇があったらやっていること、気がついたらしていることは何ですか？

なぜそれをするのでしょうか？

Q4　今までにお金も時間もたくさん使ってきたことはどんなことですか？

そのなかで、人に1時間以上語れるのは何ですか？

Q5　時間もお金も十分にあるとしたら、どんなことをして過ごしたいですか？
それはなぜですか？

Q6　あなたが憧れているのはどんな人ですか？
その人のどんなところに憧れていますか？

Q7　これまでにどんなコンプレックスを解消しましたか？
なぜそれを解消しようと思ったのですか？

Q8　これまでの人生でいちばんの試練はいつ、どんなことでしたか？
それをどうやって乗り越えましたか？

Q9　これまでの人生でいちばん輝いていたのは、いつ・どんなことですか？
それはなぜですか？

Q10　あなたにとって仕事とはどんなものですか？
何のために仕事をしているのでしょう？
それはなぜですか？

すべての質問に回答できたら、Ｑ１からＱ10までを眺めてみてください。

共通点や、キーワードなどが見えてきませんか?

「ものづくりが好き」「新しいことを学ぶのが好き」とか、「苦労した経験を生かして人のためになりたい」「多くの人に影響を与えたい」など、あなただけのキーワードが見つかったのではないですか?　ぜひ、そのキーワードを書き留めておいてください。

Q1 ～ Q10の共通点、キーワード

このキーワードがあなたの「やりたいこと」につながる大事なヒントになる可能性があります。

本当は好きだったこと、諦めてしまっていたこと、いつかはやりたいと思っていることなどが見えてきたのではないですか？

今すぐそれを仕事にするのは難しくても、常に「好きなこと」「興味があること」を意識しておいてください。ふとしたタイミングで、あなたに必要な情報が目に留まることがあります。そんなときは迷わずに行動してみてください。

そんな流れに身を任せていると、いつかベストなタイミングで、「やりたいこと」が見つかって人とのつながりが広がり、仕事になるときがやってきます。

「幸せな働き方」の方程式

「会社選び、仕事選びの軸」とは、「やれること」「譲れないこと」「やりたいこと」の3つの軸から成り立っているということを理解していただけたかと思います。

人それぞれ「幸せな働き方」、大切にしたい「会社選び、仕事選びの軸」は違います。ただ、1万人の人たちの転職活動を支援してきたなかで、私が思う「幸せな働き方」があります。

それは、「できるだけストレスのない環境で、自分の強みを生かして、やりたいことを仕事にできている」、そんな働き方です。

それを「幸せな働き方」の方程式として、可視化しました。

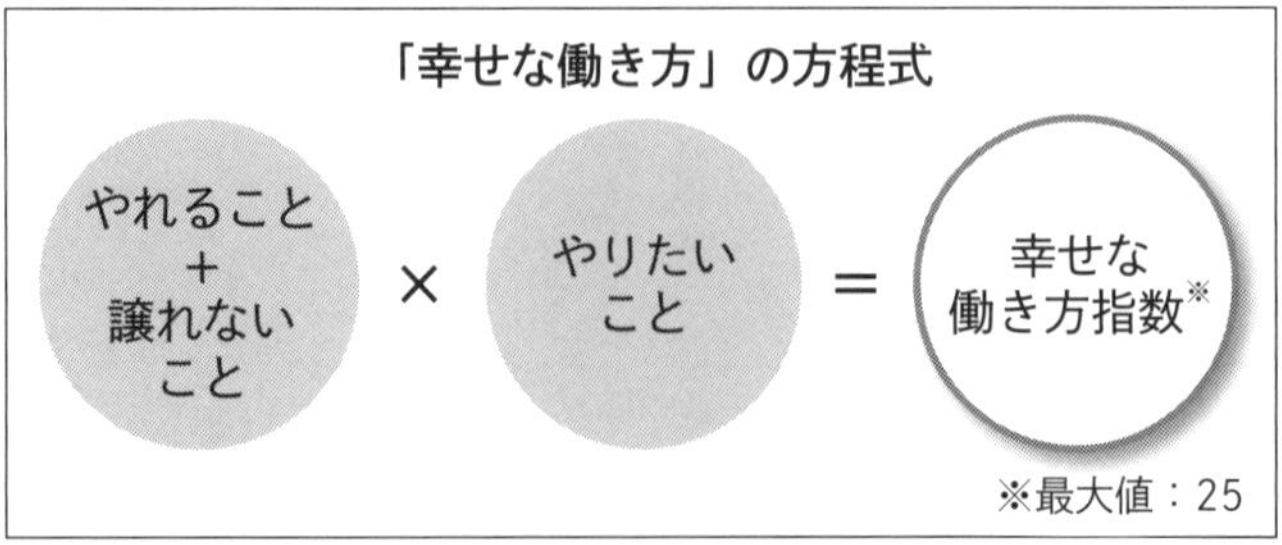

①「幸せな働き方」の優先順位と割合を決める

最初に、あなたにとっての「幸せな働き方」がどんなものなのかを知るために、「やれること」「譲れないこと」「やりたいこと」の3つの軸の割合を決めます。

- 得意なことをどれくらい生かして仕事をしたいのか
- 譲れないことは仕事を選ぶうえでどれくらいの割合を占めるのか
- やりたいことはどれくらい優先したいのか

それぞれの割合をあくまでも自分の感覚で決めてください。

例えば、「やりたいこと」が仕事を選ぶうえでいちばん大切にしたいことだという人がいるとします。この人にとって「やりたいこと」の重要度が、仕事を選ぶうえで全体の半分くらいの割合を占めていていると感じるならば、5割とします。残りの「やれること」が仕事を選ぶうえで3割、「譲れないこと」は2割と設定します。

②「幸せな働き方」の方程式に設定した割合をあてはめる

次に、①で設定した3つの軸の割合の数字を、「幸せな働き方」の方程式にあてはめます。

「やれること」と「譲れないこと」を足したものに、「やりたいこと」をかけ合わせると、「幸せな働き方指数」が出てきます。

さきほどの例で設定した割合の数字を「幸せな働き方」の方程式にあてはめてみると、

（「やれること3」＋「譲れないこと2」）×「やりたいこと5」
＝25となります。

この25が「幸せな働き方指数」になります。

イメージできましたか？

「幸せな働き方」の方程式（例）

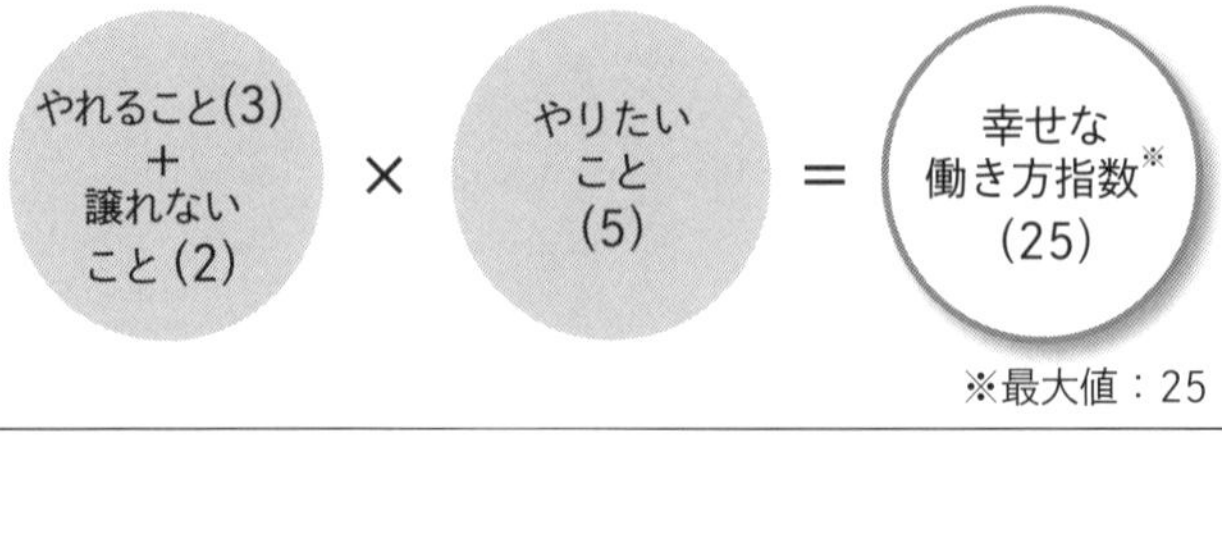

※最大値：25

③「幸せな働き方指数」の考え方

「やれること」「譲れないこと」「やりたいこと」の優先順位や割合によって、この「幸せな働き方指数」は０から25までとなります。

人それぞれ大切にしたいことや割合が違うので、出てくる数字は人によって異なります。目安として、「幸せな働き方指数」が16以上あると「幸せに働ける」状態だと思います。

私が考える「幸せな働き方」とは、**「ストレスのない環境で、自分の強みを生かして、やりたいことを仕事にできている」**状態です。このバランスが最大になる組み合わせに近いほど、「幸せな働き方指数」は高くなります。

しかし、「幸せな働き方指数」が０だから幸せに働くことができない、というものではありません。

例えば、「やりたいこと」の割合が10で、他の２つの軸が０の場合、「幸せな働き方指数」は０になります。

これまでの経験と異なる分野で、「やりたいこと」を優先すると、最初は苦労するかもしれません。

でも、やりたいことや好きなことは、経験を積むうちに得意なことに変わってくる可能性が高く、そのうち「やれること」の割合も高くなり、最終的には「幸せな働き方指数」も上がっていく可能性があります。

また、「やれること」や「譲れないこと」の割合が「やりたいこと」よりもかなり高い場合も、「幸せな働き方指数」が低く出ることがあります。

しかし、自分が得意なことを生かして仕事をしているうちに、そこで成果を出してやりがいに変わっていく人もいます。

このように、今現在の「幸せな働き方指数」が低かったとしても、あなたが納得して決めた働き方であれば、これからいかようにも変えていくことができます。

大切なのは、「私はこの軸を大切にして、こんな働き方をしていくんだ」と自分で納得して決めることです。

例えば、子育てをしている今は、働く時間や場所に制限があるので「譲れないこと」の割合が高いけれど、子どもが小学校高学年になる頃までには、今の仕事で「やれること」

を増やしていこう、などという目標をもつのもいいかもしれません。

自分が納得して決めた働き方であれば、環境に左右されて不満を感じることも少なくなるでしょう。そして、今は何を大切にしているのか、いつまでに何を伸ばしていけばよいかなど、現在の状況と、これからの目標が明確になってきます。

今のあなたは、何を大切にして仕事を選びますか？

第6章

ケーススタディ 幸せな働き方を見つけた人たち

本書を通じて、「職場の人間関係がうまくいくようになるコツ」と「あなたが幸せになれる会社選び、仕事選びの軸」についてお伝えしてきました。

人間関係がうまくいくようになって、自分が何を大切にして仕事を選んでいるのか、あなたにとっての幸せな働き方がどんなものなのかがわかれば、「どこでも誰とでも幸せに働ける」ようになっていきます。

では、私のところで個人カウンセリングを受け、実際に状況が好転していった方々の事例を紹介します。

Case Study 1

人に頼ることができるようになり、解放されたKさん（女性、43歳）

Ｋさんは社会福祉士の資格をもち、社会福祉施設で相談員として働いています。30代の初めに離婚を経験し、今は一人暮らしです。

相談にこられた当時は、職場の人にうまく心を開くことができず、居心地の悪さを感じていました。相談員として、高齢者の方やそのご家族の役に立つことができ、やりがいはあるそうですが、仕事量が多く、お客様からのクレームにも忙殺され、このまま今の職場で仕事を続けていけるのか悩んでいました。

また、クレームの際に注意を受けた上司には、仕事量の多さや大変さを訴えても理解してもらえず、不信感が募っていったそうです。

もともとは女性でも自立をして長く続けられる仕事に就きたいと思い、社会福祉士の資格を取得し、現在の仕事を選んだそうです。ところが、仕事を頑張っているのに上司からは自分の立場をわかってもらえず、離婚してからは身近に悩みを相談できる人もおらず、この先どうしていけばよいかと不安を感じていました。

個人カウンセリングで、Kさんの仕事上の悩みだけではなく、子どもの頃の出来事や家族との関係もお聞きしました。そうすると、ご両親との関係が今のKさんの考え方に強く影響を与えていることがわかりました。

共働きで、小学校の頃は両親の喧嘩が絶えず、喧嘩が始まると身を潜めていた記憶が残っているそうです。何事も自分で決められないお母さんと、子どもに無関心なお父さんを見て育ち、早く自立して家を出たいと思うようになったと言っていました。

そんな家庭環境が影響しているのか、Kさんは自立心が高く、職場でも周りの人に仕事を頼むことができず、業務量が増えていったようです。そして、離婚をしてから自分に自信がもてなくなり、人に気を遣っているけれど、本音が言える人が周りにはいない状態でした。

そこで、Kさんには、「男性に頼ってもいい」という宿題を出しました。職場の人、特に男性に、できるだけお願いをしてみるように伝えました。それから、職場の男性に重い荷物を持ってもらったり、これまで自分一人でしていたことも、あえてお願いをしてみる練習をしました。すると、周りの人は喜んで手伝ってくれるだけでなく、これまで一人で済ませていた昼の時間も、同僚からランチに誘われるようになり、次第に職場の人たちと打ち解けられるようになっていきました。

カウンセリングの期間が終わる頃には、失っていた自信を取り戻し、少しずつ自分を出していくことで悩みも軽減され、今の職場で仕事を続けていきたいとおっしゃっていました。

Kさんの場合、第3章の、『自己開示をする』と、『人に頼ること』が課題でした。生まれ育った家庭環境の影響から、頑張り屋さんで、周りの人に迷惑をかけないように努力をしているKさんは、早くから自立して一人で生きていけるように、社会福祉士の資格を取りました。やりがいを感じて仕事をしていたので、仕事自体を変える必要はありませんでした。お給料や勤務地などにも不満はなかったので、第5章の「やれること」「譲れないこと」「やりたいこと」はバランスよく叶っていました。

「幸せな働き方指数」は高いほうです。つまり、「幸せな働き方指数」は高い方なので、「職場の人間関係」を改善することさえできれば、転職をしなくても、今の職場で幸せに働いていける良い例だと言えます。

Ｋさんは優しく周囲に気遣いができ、本来、誰からも好かれるタイプの方です。ところが、プライベートでの出来事を機に自信をなくし、職場で自分の話をすることが少なくなりました。

そこで、朝の挨拶から始めて、自分を出していくことを心がけてもらった結果、次第に周囲の人と雑談ができるようになり、職場にも溶け込んでいくことができました。

また、「周りに迷惑をかけないように、何でも自分一人で解決しようとするクセ」や、「人に頼ることが苦手な考え方のクセ」に気づき、そこを変えていくことで、周囲の人たちから受け入れられるようになりました。

このように、自分の思考のクセからくる行動パターンを変えることで、職場の人たちと良好な関係を築くことができ、転職しなくてもより幸せに働くことができます。

Case Study 2

完璧主義をやめて人生の目的を見つけたHさん（女性、37歳）

医療機器メーカーで働いているHさんは、明るくハキハキとした話し方で、「仕事ができる女性」、という印象です。

そんなHさんはプロダクトマネージャーとして働いていますが、会社の評価制度が曖昧で、担当する仕事の範囲も明確に決まっていない会社の体制に不満を抱えていました。どこまでが自分の仕事の範囲なのかがはっきり決まっておらず、仕事のできるHさんに業務の負担がかかり、毎日遅くまで残業をしていました。他の人の何倍も仕事をこなしているにも関わらず、今の会社の評価制度では、これ以上昇給や昇格が難しく、虚しさを感じるようになっていました。

今よりも、もっと評価制度がしっかりしていて、働きやすい会社があるのではないかと、転職活動を始め、転職エージェントでも求人を紹介してもらいました。しかし、Hさんの高い能力が活かせて、今よりも給与や条件がいい仕事は少なく、応募までには至りませんでした。

個人カウンセリングで話を聞いていくと、仕事ができるHさんにも、意外な思考のクセが見つかりました。

学生時代にサークルでリーダーとして活動していましたが、他のメンバーからサークルの運営について、陰で悪口を言われているのを耳にしてしまったことがありました。それからHさんは、陰で悪口を言われないように、完璧にサークル運営をしようと努力をするようになりました。

そして社会人になってからも、無意識のうちに、「人から陰で悪口を言われないように、仕事は完璧にこなさなければいけない」と思うようになったようです。そんな考え方のクセからか、今の会社でも、一人で仕事を抱え、クライアントからクレームがこないように、部下の仕事も自分でチェックをしないと気が済まないようになっていました。

「頑張っても評価されない」という不満がありながらも、「完璧に仕事をこなしたい」

という思いが共存し、ジレンマに陥っていました。

そんなHさんには、「仕事を人に任せる」「職場で言いたいことは言う」ことを実践してもらいました。最初はHさんも周りの人も戸惑っていたようですが、次第に人に仕事を任せることにも慣れてきて、残業をする日も減ってきました。

こうして働き方は大幅に改善されてきましたが、どうしても今の会社でこの先もずっと働き続けるイメージがもてずにいました。

そこでHさんには、人生の終わりから想像して、自分の人生の目的を知るワークをしてもらいました。人生の終わりのときを迎え、自分がこの世を去るときの葬式の場面を想像するのです。そして、この人生で何を成し遂げたかったのか、周りの人にどんな影響を与えたかったのかをイメージしてもらいました。

そうすると、得意な語学力を生かしたい、医療や介護の分野で人を笑顔にしたいという人生の目的が見えてきました。そのために必要な知識や人を動かすマネジメント力などを身につけるうえで、今の会社、今の仕事が最適であると気づくことができました。必要なものはすべて揃っている。人生の目的に向かって、これまで選んできた道は間違いではなかったと気づくことができて、今の仕事で学ぶべきことが明確になっていきました。

このように、最初は会社の体制や働き方に不満を抱えていたHさんですが、素直に行動し、自分のなかの違和感から目をそらさずにやりがいを追求していった結果、目指す人生の目的を見つけることができました。


もともと仕事ができるHさんですが、第3章の『職場で自分の意見を言う』『人に頼ること』『他人の目を気にしない』ができていなかったのです。

メンバーの意見を汲もうとするあまり、自分の意見を通すことができなくなったり、クライアントや他の部署の人からも文句を言われないように、一人で仕事を抱えるようになっていました。

そんなHさんには、完璧主義をやめ、職場で言いたいことを言うようにしてもらいました。Hさんでなければならない仕事以外は、極力部下に仕事を任せるようにしてもらいました。最初は罪悪感もあったようですが、次第に慣れてきて、残業時間も短くすることができました。

こうして働き方が改善された後も、このまま今の会社で働いていくことに、どこかしっくりきていなかったHさんと、第5章の「幸せな働き方」について見ていくことにしました。その結果、Hさんは働くうえで「やりたいこと」を大事にしているにも関わらず、自身の「やりたいこと」が何なのか漠然としていました。

そこで、先に挙げた「人生の目的に気づくワーク」を行い、「得意な語学力を生かして、医療や介護の分野で人を笑顔にしたい」という人生の目的に気がつき、今はその目的地にたどり着くための通過点であることを理解しました。

これまでにとった資格や、仕事を通して経験したこと、今プロダクトマネージャーという仕事を通して学んでいることのひとつひとつが、すべて人生の目的にたどり着くために、なくてはならないものだと気づけたのです。

そして、今の会社でまだ学ぶべきことがあるとわかり、同じ職場で継続して働く意味を再確認することができました。

Case Study 3
いい人をやめて評価されるようになったSさん（男性、48歳）

製造業の大手企業で働いているSさんの事例です。謙虚で穏やかな物腰のSさんは、誰が見ても「いい人」だと感じるでしょう。話をしていると、知性と教養に溢れ、頭の良い方だということがわかります。そんなSさんは、同い年の同僚がどんどん昇進していくなかで、自分はまだグループのマネージャーという立場にあることを悩んでいました。特に前年に異動になってからというもの、直属の上司との相性が悪く、仕事を頑張っているにも関わらず、評価されていないように感じていました。

Sさんは上司からの評価を得るために、遅くまで残業をしたり、週末にはビジネススクールに通って、ビジネススキルを上げようと努力していました。年収や待遇には満足しているものの、このまま昇進できず、これから定年まで、10年余り今の会社で働いていくことに疑問を感じ、転職も視野に入れるようになりました。

個人カウンセリングで話を聞いてみると、職場でのコミュニケーションのとり方に課題があるように感じました。もともとは会議などで自分の意見を積極的に発言するタイプだったそうですが、上司から反対されることが多くなり、徐々に発言を控えるようになりました。また、「遅くまで残って仕事をすることが評価される」という職場の雰囲気があり、仕事が終わっても後輩の仕事を手伝うなどして、会社に残っていることが多かったそうです。

そこで、Sさんと、今の「セルフイメージを知るワーク」を行いました。その結果、自身のことを「真面目でいい人だけど、どうでもいい人」だと思っていることがわかりました。次に、セルフイメージを真逆に変え、新しいセルフイメージの価値観で働いてもらいました。そうすると、少しずつ、職場でも自分の意見が言えるようになり、元の積極的なSさんに戻っていきました。

それから半年ほど経って、次の異動では前から希望していた部署に異動することができたそうです。新しい部署でもポジションは変わらずグループマネージャーのままですが、積極的に周りに声をかけ、意識的に得意な分野の仕事を引き受け、苦手な仕事を人に任せるようにしたところ、後輩たちからも慕われるようになったそうです。上司からも、仕事についての意見を求められる機会が増え、新しい部署で必要とされていると感じられるようになりました。

本来、能力が高いのに、会社で評価されていなかったり、同期より昇進が遅いという人のなかには、コミュニケーションのとり方やセルフイメージに課題がある人がいます。

Sさんの場合も、能力があるにも関わらず評価されていなかったのは、セルフイメージに問題がありました。

子どもの頃から優秀でリーダー的な役割を担うことが多かったSさんですが、それを面白く思わない人たちから、仲間外れにされることがあったそうです。そんな辛い経験を経て、いつしか人より目立たないように、言動を抑えるようになりました。そして社会に出てからも、人より目立ち過ぎないように、周りの人たちと調和をとってきた結果、「真面目でいい人だけどどうでもいい人」になっていました。

Sさんには、「真面目でいい人」の真逆のセルフイメージを設定してもらいました。「この新しいセルフイメージであれば、どう振る舞うか?」を常に意識してもらいました。そして、新しく設定したセルフイメージで過ごしているうちに、会社でも少しずつ、言いたいことが言えるようになっていきました。

このように、職場で評価をされていないと感じるときに、仕事量を増やして頑張ってみたり、ビジネススキルや資格取得に走る人がいますが、根本的な解決にはなりません。また、評価されないのは上司や会社が見てくれていないからだなどと、環境のせいにする人もいますが、そんな状態で転職をしても、評価される人にはなりません。

Sさんのように、**理想のセルフイメージに変換し、自分の考え方や行動を変えることで、周りの人たちの見る目が変わってくることがあります。**

Case Study 4

転職することをやめて専業主婦を選んだFさん（女性、46歳）

Fさんは、建設業界という男性が多い職場でも臆することなく働いていました。サバサバした口調で、思っていることをはっきり口にすることができる女性という印象で、お会いしたときには何か悩みを抱えているようには見えませんでした。

お話を聞いてみると、上司とソリが合わずに前職を辞め、次にどんな方向に進めばよいのか迷っているようでした。

学生時代に留学経験があり、得意な英語力を生かした仕事を探していました。ハローワークなどでも何件も英語力や前職の経験が活かせる求人を紹介してくれましたが、どれも決め手に欠け、入社する気持ちにはなれずにいました。

東北出身のFさんは、東日本大震災で被災され、その後しばらくしてご主人を病気で亡くされています。死別後に東京に転勤となり、悲しみを忘れるためにも、仕事に打ち込んできました。そして、死別から4年ほど経って、前職の関係で昔から知り合いだった方とご縁があり、再婚が決まったところでした。

今後、再婚して生活環境が変わっていくなかで、本当にやりたいことは何なのか、心の中を見つめていきました。そうすると、Fさんのなかから出てきたのは「パートナーと死別した方へ再婚を支援するメッセージを発信をしたい」ということでした。

私とお会いした直後には、前のご主人との死別の経験をブログで発信し始めていました。最愛のパートナーを失った悲しみからどう立ち直っていったのか、遺品整理などの死別後の対応、再婚に至るまでの周囲の反応やご自身の気持ちの変化などを、正直に綴っています。

世の中には、パートナーとの死別の悲しみから立ち直れずにいる人がいます。死別から再婚に至るまでの世間の反応、また、死別者とお付き合いしている人たちの葛藤など、相談できる場所がなく、苦しんでいる方が大勢います。

そんな方たちがFさんの真っ直ぐで正直な気持ちが綴られたブログに勇気づけられ、コメント欄に多くの相談が寄せられました。そんな反響に、「自分でなければできないこと」「やりたいこと」を見出したFさんは、転職して会社に勤めるという働き方をしない決断をされました。

現在は再婚し、ご主人と二人で幸せに暮らしています。土日もなく忙しく働くご主人の生活環境を整えつつ、ライフワークでもある「パートナーと死別した再婚者の心の支えになるメッセージ」をブログで発信しながら、専業主婦として充実した生活を送っています。

Fさんが私のところに相談にこられたきっかけは、「また同じ理由で転職を繰り返したくない」という気持ちからでした。自分を客観視できるFさんは、転職というキャリアに関することだけでなく、もっと心理的な課題を解決する必要があると感じていたそうです。

高い英語力があり、前職の経験も活かせるFさんは、第5章の「やれること」の能力が高い方です。実際に転職活動中も、経験や能力に合った求人を数多く紹介され、「やれること」を生かした転職をすることも十分に可能です。

しかし、Fさんは自身の心の声をしっかり聞いて、「自分でなければできないこと」「やりたいこと」を見出しました。そして、周囲の反応や意見に惑わされることなく、自らが心地よいと思える生き方を選ぶことができました。

カウンセリング終了から半年以上が経ち、「最近、罪悪感なく専業主婦ができている」とおっしゃっていたのが印象的でした。今後も、「発信力」という得意なことを生かして、多くの人に影響を与え続けてくれることと思います。

4つのケーススタディを読んで、どう感じましたか？

職場の人たちとうまくいかなかったり、評価されないからといって転職を考える前に、自分の内面を変えてみてはいかがでしょうか。

いい人をやめて、遠慮せずに意見が言えるようになったり、人に仕事を任せることができるようになると、同じ会社にいながら、今よりも楽しく働けるようになります。

そして、心の声に耳を傾けて、「やりたいこと」を追求していった結果、その人にしかわからない「幸せな働き方」を見つけることができます。

あなたも本来の自分に戻って、あなただけの「幸せな働き方」をしてみてはいかがですか？

おわりに ――「どこでも誰とでも幸せに働ける」自分になる

働くことは生きることそのものだと思います。

それは、仮に主婦など、自分で直接お金を稼いでいない場合でも同じことです。

ですから、「幸せな働き方」を考えるときに、「自分はどう生きたいのか」を知っておく必要があります。

また、仕事とは、人生の目的を叶えるための手段だと思っています。

一人一人、もって生まれた能力や才能は異なります。好きなことも違います。育ってきた環境や出会った人からの影響で、価値観や考え方も違ってきます。そのどれ一つをとっても、他人と比べて優劣がつけられるものではありません。

私たちは、自分のもって生まれた能力や感性を生かして、好きなことをしていけば、人生の目的に辿り着けるようになっています。

スポーツが得意でサッカーが好きな子は、そのまま好きなサッカーを続けていけばいい。本を読むのが好きで、言葉で気持ちを表現することが得意な人は、作家を目指してもよいと思います。そんな得意なことや好きなことを続けていると、いつか誰かの人生を変えるような作品がつくれるかもしれません。

もし、それが叶わなかったとしても、あなたの生き方や作品に触れて、影響を受ける人もいるでしょう。好きなことや得意なことを生かして仕事をしていると、心が満たされるだけでなく、他の人たちにも影響を与えられる人になっていきます。

それなのに、私たちは、大人になるにつれて、社会の常識や他人の目を気にするようになります。多くの人が、好きなことや得意なことを仕事にしていくことを諦めてしまいます。

そして、より安定していて大きい会社、より条件の良い会社に入ることが幸せにつながる道だと信じるようになってしまいます。

「そんな夢みたいなことばかり言っていると、ちゃんとした仕事に就けなくなるわよ」

といった親や大人の声に従って、ワクワクする気持ちや、心から楽しいと思えることと引き換えに、安定を求めるようになります。

安定を手に入れた後は、その安定を維持するために、苦手なことを克服して、できないこともできるようになろうと努力します。

そして、気づいたら、「こんなに頑張っているのに、何で幸せじゃないんだろう?」と思うようになってしまうのです。


本書のなかでも取り上げましたが、私は12年間の転職エージェントでのキャリア・アドバイザーの経験を通して、転職で人生を変えようとする人をたくさん見てきました。

転職に成功して思いどおりの働き方ができるようになる人もいますが、転職をしてもまた同じことで躓いて、先の見えないトンネルのような暗闇に入っていく人もいました。

また、自分一人では、その暗闇から、どうやって抜け出せばよいのかわからなくなっている人がたくさんいました。そんな人たちの役に立ちたいと思うようになり、私は会社を辞めてフリーのカウンセラーになることを決めました。

私自身が元々人見知りだったこともあり、職場ではすぐにシャッターを下ろして殻に閉じこもることがありました。それで人間関係がうまくいかなくなることもあり、悩んだ末にカウンセリングやコーチングを学び、人に心を開いて生きていくことの大切さを知りました。

そして、自分の欠点やダメなところを受け入れて、少しずつ人に心を開いていけるようになると、職場での周りの人の反応が変わってきました。

人に迷惑をかけないように一人で頑張っているときよりも、人に心を開いて、言いたいことを言って、助けてと言えるようになることで、生きやすくなりました。

周りの人がわかってくれないのではなく、自分から心を閉ざしていただけだということを知りました。

私の人生の目的がはっきりとわかった瞬間でした。

「職場の人間関係が良好になる」

「自分が仕事をするうえで、今何を大切にしたいかがわかっている」

こんな状態になると、転職をしてもしなくても、会社に勤めていてもいなくても、どこでも誰とでも幸せに働けるようになります。それを多くの人に伝えていきたいと思うようになりました。

人生の目的に気づいて、カウンセラーとしてやっていこうと決めてからも、手にしている安定を手放すことがとても怖く感じ、行動できませんでした。

安定収入を捨てて、この先どうなるかわからないフリーとして働いていくことへの不安から、なかなか会社を辞める決断ができずにいました。

でも思い切って安定を手放してみると、心から満たされる仕事と、たくさんの素敵な人たちとの出会いがありました。

人生は選択の連続だと言います。

もし、今あなたが人生の岐路に立っているとしたら、ぜひ身震いするぐらいチャレンジングな道を選んでみてください。

きっと今とは違う景色が広がっていくはずです。

知っていることと行動することには雲泥の差があります。

「こうしたい」とわかっていても、実際に行動できる人はごくわずかです。

もし、本書を通して気づいたことがあるなら、ぜひそれを実行してください。
行動することでしか人生は変わりません。
あなたが人に心を開いて、人生の目的に向かって進んでいけることを願っています。

江守　和代

２０１９年10月

《著者プロフィール》

江守 和代（えもり・かずよ）

カウンセラー。

1971年、香川県出身。株式会社ヤクルト本社、株式会社イーオン・ウエスト・ジャパン等での営業経験を経て、2006年から2018年まで株式会社リクルートキャリアに勤務。キャリアアドバイザーとして、第二新卒エンジニア、ITエンジニア、20代から40代の経理、人事、総務、経営企画などの事務系職種の求職者、のべ1万人の転職支援を行う。その間、MVP（転職成功実績No.1）を複数回受賞。

2018年からはカウンセラーとして独立し、1年間で300人超のキャリアや職場の人間関係に悩む人たちに、セミナーやカウンセリングを行っている。

ブログ「嫌な仕事を辞めてやりたいことを仕事にする」
http://ameblo.jp/f0304808

「いい人」をやめて幸せに働く―― ムリをしない自分流の働き方

2019年 10月 15日　初版　第1刷　発行

著　者　江守 和代
発行者　安田 喜根
発行所　株式会社 マネジメント社
東京都千代田区神田小川町 2-3-13 M&Cビル 3F（〒101-0052）
TEL. 03-5280-2530（代表）FAX. 03-5280-2533
http://www.mgt-pb.co.jp
印刷　中央精版印刷㈱

ISBN978-4-8378-0492-5 C0030